Allt som finns

Om dissociation – en antologi 2023

Utgiven av föreningen Om dissociation

Redaktör: Linnéa Regnlund

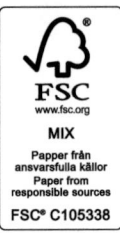

© Copyright 2023
Föreningen Om dissociation

Omslagsbild: Jenny Fredriksson
Logotyp och grafik: Jessica Anerfält
Layout och sättning: Linnéa Regnlund
Typsnitt: Adobe Hebrew

Varje upphovsperson har copyright till sin text eller bild. För att komma i kontakt med en upphovsperson kan du skicka e-post till: antologiprojektet@gmail.com

ISBN: 978-91-8057-406-8
Förlag: BoD – Books on Demand, Stockholm, Sverige
Tryck: BoD – Books on Demand, Norderstedt, Tyskland

omdissociation.org
instagram.com/omdissociation
facebook.com/omdissociation

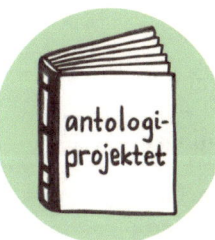
antologi-projektet

Innehållsförteckning

Inledning

Fritt tema

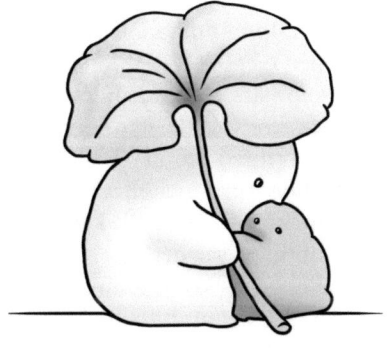

Inledning

Förord

Linnéa Regnlund

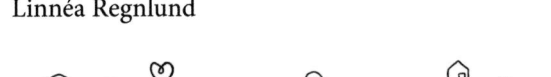

Jag började leta efter information om dissociation för drygt 15 år sen. Det var en helt annan tid, framför allt för att det fanns så lite att hitta. Hur skulle man då göra för att förstå sig själv, få ord på det som hände, som kändes, på allt som var? Ofta fick kortfattade uppslagsdefinitioner av olika typer av dissociation bli till en sorts vägvisare. Definitionerna innehöll inte mycket, men de pekade mot något som skulle kunna göra mig begriplig. Samtidigt var det inte så lätt att fatta hur de få meningarna skulle kunna förklara allt.

På nätet gick det att hitta lite mer, mest för att några skrev i personliga bloggar. De officiella sidorna bjöd sällan på någon information om dissociation. Däremot fanns sidor om falska minnen som det var lätt att halka in på. Där framstod det som att inget var verkligt och allt berodde på suggestioner och påhitt från terapeuter. På de sidorna var det allra viktigaste att inte tro på sig själv och sina upplevelser, eller att inte tro på den som berättade om dissociation. Det var som att det som riskerade att bryta ner en och bli destruktivt hamnade sida vid sida med det som kunde hjälpa, eftersom det fanns så lite sammanlagt.

Senare har jag tänkt på vad jag önskat fanns. Jag har försökt skapa lite av det, på de sätt jag kunnat. Till en början bloggade jag och försökte

14

hamna så högt upp i träfflistorna som möjligt. Det var verkligen bättre att de som letade efter infomation hamnade hos mig än på falska minnen-sidorna, tänkte jag. Sen blev det böcker. Stafettkontot @om.dissociation på Instagram. Antologiprojektet. Hur och vad jag skrivit har handlat både om hur mycket information jag faktiskt kunnat hitta och var jag befunnit mig med mig själv. Självfallet är det lättare att skriva mer nyanserat och korrekt nu, när jag inte bara har de där korta definitionerna och inte längre är för trött för texter på engelska. Jag orkar mer, och nu finns böcker på svenska. Det går också att räkna med att hitta seriös information online. Jag vet att det fortfarande är så mycket som saknas. Det är så mycket som kunde vara bättre, framför allt inom vården. Men det är också sant att det har hänt mycket på den här tiden.

Det viktigaste för mig har varit att kämpa mot ensamheten. Inte min egen ensamhet egentligen, om man inte tänker på det som något retroaktivt. Att försöka vara den jag önskar hade funnits då för längesen har ibland kunnat bli läkande och tröstande i efterhand. Men mest har det handlat om att försöka göra så att åtminstone någon ska kunna känna sig mindre ensam. Jag har försökt hitta ord för att förklara, skapa trygghet och tröst, har försökt göra något som skulle kunna hjälpa.

Jag vill inte att människor ska sitta ensamma och rädda och inte förstå vad som händer med dem. Jag vill inte att de ska känna sig galna och obegripliga. Det är ju en risk att det blir så, framför allt för att man aldrig kan

15

vara säker på att vården tar sitt ansvar och står för förståelse och förklaringar. Inte när det gäller dissociation.

Jag vet att mitt sätt att tänka, att vara och att beskriva saker, och mina upplevelser och idéer, det passar för vissa personer. Men det passar inte för andra. Därför har stafettkontot och antologierna känts extra värdefulla. Olika dissociativa röster har kunnat finnas sida vid sida. Tillsammans har vi kunnat minska ensamheten. Känner du inte igen dig i en text kanske nästa fungerar bättre. Kanske känns det som om den beskriver det du står mitt i. Talar en bild inte till dig så bläddra fram en annan, just den kanske ger dig upplevelsen av att det finns någon annan som vet hur det är och som kan förstå dig.

Dissociation kan vara på så många olika sätt, och hur vi tänker, skriver och skapar i bilder skiljer sig ju också åt. Mycket som gjorts innan de här antologierna har handlat om att behandlare skrivit böcker för andra behandlare. Då blir dissociativa några som ska tolkas, betraktas genom professionella glasögon och bli till fall att studera. Så är det inte här. I de här böckerna är vi inte objekt utan subjekt. Här kan vi själva försöka beskriva något av det som är eller som varit. Något av våra upplevelser och vår verklighet.

En stor inspiration var boken "Mending Ourselves – Expressions of Healing and Self-Integration" som Lynn Wasnak var redaktör för. Även nyhetsbrevet Many Voices som hon

16

stod bakom spelade roll inför skapandet av antologierna. När jag hittade dem hittade jag samlingar av dissociativas egna röster, och det var så oerhört värdefullt för mig. Sverige är ett mindre land än USA och självfallet finns det betydligt färre dissociativa här eftersom det finns färre människor sammanlagt. Men ändå. Kanske skulle gå att göra något liknande?

Det gick! Under fem år nu har vi kunnat mötas och finnas tillsammans i antologierna. Vissa har velat skriva, rita eller fota, andra har varit tysta men tagit del av innehållet. Jag tänker att allt spelar roll för det där som handlar om att minska ensamheten. Att skriva och veta att det finns andra som läser, bryr sig, förstår och känner igen sig. Att läsa och märka att det finns någon annan som försökt hitta rätt ord för att beskriva det som kanske känns omöjligt att förklara. Att hitta bilder som talar till ens hjärta. Det gör att världen kan kännas mindre ensam.

Kanske fortsätter saker att gå framåt, även om det inte alltid känns så. Om 15 år kanske det är lika självklart att man kan få adekvat behandling och bra förståelse när man dissocierar, som det är att hitta information nu. Det som kändes nästan otänkbart för 15 år sen har faktiskt hänt, även om man kunde önska mer. Jag är inte alls nöjd, det är inte så. Men det är så lätt att vara arg, känna sig sviken och att gå sönder i vetskapen om hur många dissociativa som blir utan hjälp, hur vården ofta verkar tycka att vi lika gärna kan dö. Det gör så ont och kan kännas så övermäktigt maktlöst. Men just nu vill jag tänka på det andra, det som faktiskt har hänt. Hur stor skillnad det ändå är. Vad som blivit bättre. Jag minns inte när jag senast råkade halka in på en sida om falska minnen när jag ville hitta info om dissociation. Det är nog minst tio år sen. Det är faktiskt ett stort framsteg, att risken inte längre finns. Det är på riktigt annorlunda nu.

Jag vill avsluta det här projektet med att säga tack. Tack för att ni varit med och gjort världen lite snällare, lite mindre ensam. Tack för att ni bryr er om de här böckerna, genom att vara med eller genom att läsa dem. Tack för att jag får veta att ni finns, och för att ensamheten inte längre kan bli så massiv som den en gång var. Tack.

Linnéa Regnlund
Uddevalla, 9 april 2023

Ps. Om någon blev intresserad av Many Voices finns alla nyhetsbrev att läsa som pdf-filer på manyvoicespress.org. De är från en annan tid, när nyhetsbrev trycktes på papper och kanske inte hade så flashig design, även om de finns digitalt nu. De gavs ut 1989-2012, så även de nyaste upplevs som rätt gamla.

Det är bra att oensamhet finns på närmare håll nu, och på svenska, men tänk att den fanns redan då! Att rösterna samlades, fick finnas. Att kampen mot dissociativas ensamhet funnits så länge, och förmodligen ännu längre än så.

Triggervarningar

Det är svårt med triggervarningar, helt enkelt för att vad som helst kan vara triggande. Vad som helst kan vara förknippat med traumatiska minnen och kasta någon in i PTSD-symptom eller dissociation. Även om man tänker att det bara ska varnas för det värsta, vad är det värsta och var går gränsen?

I den här boken finns några få trigger-varningar. Jag har valt att bara sätta varningar på de texter där jag uppfattar det som att en situation med våld, övergrepp eller en annan potentiellt traumatiserande upplevelse beskrivs så att jag ser den framför mig. Det är ändå svårt att avgöra var varningarna ska finnas. Förmodligen kommer det kännas som att det saknas triggervarningar på några ställen och kanske som att någon är onödig.

Egentligen vill jag varna för allt i boken. För den som är traumatiserad kan det vara befriande att läsa om andras tankar och upplevelser, att få känna igen sig. Det kan samtidigt bli triggande.

Mår ni dåligt av att läsa så lägg undan boken ett tag. Kanske går det bättre längre fram. Gör er inte illa genom att ta del av mer av innehållet än ni egentligen orkar med. Ni är viktiga, alla ni som läser, och alla inuti om ni är flera delar. Ta hand om er och läs bara när ni orkar. Om ni orkar.

Vad är dissociation?

Linnéa Regnlund

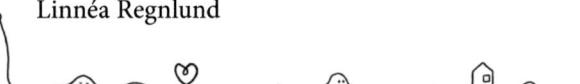

Precis som i de tidigare antologierna kändes det viktigt att ha med en faktatext om dissociation, men det är inte nödvändigt att läsa den. Det viktigaste innehållet i boken är de texter och bilder där dissociativa själva på olika sätt berättar om och skildrar sin verklighet och sina upplevelser.

Detta är en omarbetad version av de texter som funnits med i de andra böckerna. I stora drag är det samma innehåll, även om jag lagt till lite nytt. Vill ni läsa texten som pdf eller lättare kunna dela den med någon annan finns den här: regnlund.se/dissociation.pdf. Där finns också en lista med alla källor som använts. Vill ni läsa de tidigare versionerna av texterna finns de också som pdf, här: regnlund.se/regnlund-dissociation.pdf och här: regnlund.se/regnlund-dissociation2.pdf

En kort förklaring

Dissociation betyder åtskilja eller splittra. I praktiken kan det betyda att upplevelser hålls undan från medvetandet eller från ens vanliga jag. För det mesta beror dissociation på traumatisk stress, som uppstår vid händelser som är övermäktiga att handskas med. Man kan uppleva det till exempel som att man befinner sig utanför sig själv eller ser det som händer på avstånd. Även minnet av händelsen kan blockeras, så det blir åtskilt från personens vanliga medvetande. Dissociation är ett försvar som fungerar som ett skydd mot minnen och händelser som är hemska, skamfyllda eller känslomässigt överväldigande på annat sätt. Försvaret kan slå på vid till exempel övergrepp, våld, naturkatastrofer, krigshändelser eller andra svåra situationer.

Även om dissociation kan vara ett funktionellt och viktigt skydd vid en potentiellt traumatiserande händelse kan dissociationen i förlängningen göra så att en händelse blir obegriplig för en, och det kan bli omöjligt att förstå sig på följderna av den. Dissociation kan göra så att det inte går att handla eller reagera på ett rationellt sätt. Det är också ett försvar som kan finnas kvar långt efter händelsen, eller slå på vid stressande händelser senare i livet, händelser som inte egentligen är farliga. Det i sin tur kan påverka personens förmåga att fungera i vardagen, och framför allt göra det svårt att handskas med stressande situationer. Dessutom kan dissociation göra så att man förlorar känslan av att man är närvarande i sitt eget liv och det som händer en, vilket påverkar livskvaliteten.

Dissociation kan visa sig genom en ganska lång rad olika symptom, som alla handlar om att det uppstått störningar i samspelet mellan en persons minne, identitet, känslor, intryck, beteende och motorik.

21

Ibland reagerar man med dissociation efter en enstaka svår händelse och då kan reaktionen gå över av sig själv. Dissociation kan också ha mer komplexa orsaker och kan innebära att man har symptom som kvarstår under lång tid, ibland under många år eller resten av livet. Förutom att dissociation kan bero på traumatisk stress kan dissociativa symptom vara en del av andra psykiska problem, till exempel är det vanligt vid panikångest, depression eller schizofreni. Även droganvändning kan göra att dissociation uppstår.

Varför är det så svårt att säga vad dissociation är?

Korta förklaringar av dissociation blir lätt svävande och ganska otydliga. Det kan vara svårt att få en uppfattning om vad dissociation egentligen är i praktiken. Hur känns det? Och vilka symptom har någon med dissociation? Det är inte så lätt att få med det i en kort förklaring, och det finns egentligen två anledningar till att det är svårt att hitta ett enkelt och kortfattat sätt att säga vad dissociation är:

* Det är ett paraplybegrepp som inkluderar ganska många olika tillstånd, som inte alltid är så lika varandra. Därför är det svårt att ge ett enkelt svar på frågan.

* Det finns ingen enighet kring definitionerna. Olika teorier och modeller som handlar

22

om dissociation utgår från olika tankar och idéer. De hör hemma i olika tider och har påverkats av olika saker. Därför finns det ingen gemensam syn på vilka tillstånd som ska räknas med, och inte heller på hur paraplybegreppet dissociation ska definieras.

Dissociation och definitionen av trauma

En annan sak som gör att det blir komplicerat att beskriva dissociation kortfattat och enkelt handlar om problemet att slå fast vad ett trauma egentligen är. Det sägs ofta att dissociativa tillstånd beror på trauman, men beror all dissociation på traumatisering? För att avgöra det måste det först finnas en definition av vad ett trauma är. Tyvärr finns det inte någon allmän och gemensam definition, utan det beskrivs olika i olika sammanhang, till exempel av dem som utformat teorier om dissociation eller skrivit böcker om trauman.

Kort sagt är det ett mycket rörigt område där det finns få tydliga definitioner som alla är överens om. Istället finns det många olika idéer och sätt att se på saker. Därför blir det svårt att säga vad dissociation är.

Om dissociativa diagnoser

Det här är en kort sammanfattning av de olika dissociativa tillstånd och diagnoser som finns. Mer info och utförligare beskrivningar finns på föreningens hemsida: omdissociation.org

Det är dessutom möjligt att ladda ner en pdf med de utförligare beskrivningarna: regnlund.se/dissociation-diagnoser.pdf

På dessa ställen går det också att hitta en översikt över vilka dissociativa diagnoser som finns med i de senaste versionerna av diagnossystemen DSM och ICD.

Depersonalisation och derealisation

Det här är tillstånd med overklighetskänslor. Overklighetskänslorna kan omfatta till exempel en själv, ens kropp, tankar, känslor eller hur man upplever sin omgivning och andra människor. Allt kan kännas dimmigt, främmande eller förvrängt, eller som att vara i en dröm.

Overklighetskänslorna kan bero på chock, trauma eller annan stark stress. De kan också uppstå på grund av en annan psykisk problematik eller droganvändning.

Dissociativ amnesi och fugue

Amnesi innebär en minnesförlust där det för det mesta är stressande eller traumatiska händelser som inte går att minnas. Ibland omfattar minnesförlusten stora delar av ens historia och vem man varit.

Fugue är en period med dissociativ amnesi där någon dessutom inte vet vem hen är. Hen ger sig iväg hemifrån på en längre resa som inte är normal för hen.

Dissociativ stupor

Med dissociativ stupor blir det omöjligt för en person att röra sig. Ibland handlar det om att inte kunna röra sig alls, ibland är det bara delar av kroppen som påverkas. Det kan även bli att personen reagerar mindre eller inte alls på till exempel ljud, ljus, smärta och beröring.

Det kan se ut som om personen sover, men hen är vaken och kan för det mesta uppfatta vad som händer.

Kroppsliga symptom

Dissociation kan också visa sig som kroppsliga symptom. Det kan vara bland annat att inte kunna röra sig eller inte kunna göra vissa rörelser, att få ryckningar, svårt att gå, svårt att prata, att sinnesintrycken påverkas eller att personen får kramper som liknar epileptiska anfall.

Med att sinnesintrycken påverkas menas det att det kan vara svårt att höra eller se, att allt kan bli förvrängt eller att det kan vara svårt att skilja mellan olika intryck (till exempel att skilja mellan varmt och kallt).

De kroppsliga symptomen kan kallas somatisk dissociation, somatoform dissociation, konversionssyndrom eller funktionella neurologiska symptom.

Dissociativ identitetsstörning (DID)

DID är en diagnos som innebär att någon har minst två olika personlighetstillstånd, som kan kallas för delar, alters eller delpersonligheter. Varje del måste känna sig som en egen person, ha egna känslor, eget medvetande och kunna styra vad kroppen gör. Dessutom krävs det minnesluckor för att få diagnosen. Minnesluckorna kan göra att det inte går att komma ihåg traumatiska händelser, viktig personlig information och/eller händelser i vardagen.

När det finns väldigt många delar kallas det för polyfragmenterad DID.

Det finns en liknande diagnos som heter "partial dissociative identity disorder", som också innebär att någon har flera delar. Då är det en av delarna som dominerar och de andra brukar inte ta över kontrollen.

DDNOS

DDNOS är en förkortning som står för "dissociative disorder, not otherwise specified" och som är en diagnos som fanns i tidigare diagnossystem men som fortfarande lever kvar. Idag kallas det istället för "unspecified dissociative disorder (UDD)" eller "ospecificerat dissociativt syndrom" på svenska.

Att ha någon av dessa diagnoser betyder att det gått att komma fram till att någon har en dissociativ problematik, men att det inte gått att komma fram till mer än så. Antingen

26

kan det behöva utredas mer eller så är det för att personen till exempel ligger mittemellan två olika diagnoser. Det kan göra att det inte passar att sätta någon av diagnoserna.

Andra former av dissociation

Det finns också några dissociativa diagnoser som räknas som "andra specificerade dissociativa syndrom". Då handlar det om transtillstånd, tillstånd där olika dissociativa symptom blandas, identitetsstörning som beror på hjärntvätt och akuta dissociativa reaktioner.

Olika teorier om dissociation

Det finns olika teorier som försöker förklara vad dissociation är och som klassificerar de olika dissociativa tillstånden och symptomen. Inom varje teori finns det en särskild logik som utgår från den grundsyn skaparna har. Problemet är att det finns flera olika teorier parallellt, som inte är överens med varandra och som inte utgår från samma definitioner.

Om man söker efter artiklar och information framstår det som att teorin om strukturell dissociation är den som just nu dominerar i Sverige. Det är ändå värt att nämna några andra teorier, både för att visa att det finns olika sätt att se på dissociation och för att förklara den förvirring som kan finnas.

Ett dissociativt spektrum

En av de teorier som försöker förklara dissociation är den som handlar om det dissociativa spektrumet. Det är en modell som utgår från idén att all dissociation egentligen är samma fenomen, men att dissociationen kan visa sig på olika sätt. Dissociationen kan också vara mer eller mindre allvarlig.

Enligt det dissociativa spektrumet finns det fem olika symptom som kan ses som de viktigaste dissociativa symptomen:
* amnesi
* depersonalisering
* derealisering

* identitetsförvirring
* identitetsvariation

De här symptomen kan personer ha i olika kombinationer. Vilken diagnos det rör sig om beror på symptomen. De diagnoser som är mest centrala enligt den här teorin är:
* dissociativ amnesi
* dissociativ fugue
* depersonaliseringssyndrom
* dissociativ identitetsstörning (DID)

Mer eller mindre allvarlig dissociation

Enligt tanken om det dissociativa spektrumet går det att dela in dissociationen i mer eller mindre allvarlig dissociation. Det går att tänka på det som olika grader på en skala. Längst till vänster finns då dissociation som är oproblematiska delar av vardagen och ju längre till höger man kommer desto allvarligare blir dissociationen.

Från vänster till höger:

1. Mild dissociation som är helt oproblematisk, som hypnos, automatiserat beteende eller att dagdrömma

2. Dissociativ episod, som kan bero på skräck, chock, överhängande fara, förtryck eller liknande extrem stress

3. Milda dissociativa syndrom, som amnesi, fugue eller depersonalisation

4. Posttraumatiskt stressyndrom (PTSD)

5. Atypiska dissociativa syndrom

6. Dissociativ identitetsstörning (DID)

7. Polyfragmenterad DID

29

Även vardagliga tillstånd där någon har ett förändrat medvetandetillstånd räknas alltså som dissociation här. De flesta dissociativa tillstånden på skalan beror dock på olika former av stark stress, skräck eller trauma.

Teorin om det dissociativa spektrumet har tidigare varit relativt välkänd och den lever i viss utsträckning fortfarande kvar, även om teorin om strukturell dissociation verkar ha tagit över i många sammanhang. De två teorierna krockar ibland med varandra, vilket såklart kan skapa förvirring.

För att lägga till ännu en sak i begreppsförvirringen används frasen "det dissociativa spektrumet" ibland när någon bara menar "alla olika dissociativa tillstånd" utan att syfta på just den här modellens tankar och indelning.

Två olika sorters tillstånd

Den bilaterala modellen ser på dissociation på ett annat sätt. Den menar nämligen inte att all dissociation egentligen är samma fenomen, utan ser det istället som två olika saker. Därför delar den här modellen in de dissociativa tillstånden i två olika grupper.

Avtrubbning (detachment)

Det ena dissociativa tillståndet är enligt den bilaterala modellen en avtrubbning som beror på förändrat medvetandetillstånd. Det kan vara

tillfälligt eller något en person kan befinna sig i under lång tid. Avtrubbning motsvarar diagnoserna:
* depersonalisation eller derealisation

Avskärmning (kompartmentalisering / compartmentalization)

Det andra dissociativa tillståndet är enligt teorin en avskärmning som gör att någon inte har kontroll över handlingar eller intellektuella processer som personen brukar kunna styra över. Avskärmning kan motsvara:
* dissociativ amnesi
* oförklarade neurologiska symptom (till exempel kramper, stupor eller tappad känsel)

Personerna bakom den bilaterala modellen tänker sig att de olika grupperna av dissociativa tillstånd bygger på två olika slags mekanismer. Vilken mekanism det rör sig om kan påverka till exempel vilka behandlingar som kan hjälpa vid olika tillstånd, och därför spelar det roll att skilja dem åt.

När det handlar om mer komplexa tillstånd som fugue eller dissociativ identitetsstörning menar de att det förmodligen kan klassas som avskärmning (kompartmentalisering), men att det behöver undersökas mer.

31

Strukturell dissociation

Teorin om strukturell dissociation har ett annorlunda sätt att se på dissociation. I den här teorin finns en grundtanke som säger att dissociation är när personligheten har splittrats på grund av trauman.

Genom att definitionen av vad dissociation är inte bara utgår från de specifika tillstånden utan också kräver att orsaken ska vara trauman, påverkas vilka tillstånd som räknas som dissociation. Normala tillstånd som hypnos eller att dagdrömma ses inte som dissociation, och inte heller transtillstånd. Depersonalisation och derealisation räknas bara med om symptomen orsakats av en splittring i personligheten, en splittring som skapats av ett eller flera trauman. Är det någon annan orsak definieras det som ett förändrat medvetandetillstånd istället för dissociation.

Den annorlunda inställningen gör också att tillstånd som annars inte brukar räknas som dissociativa kan ses som det, till exempel emotionellt instabil personlighetsstörning (även kallat borderline) och posttraumatiskt stressyndrom (PTSD).

EP och ANP

För att förklara strukturell dissociation väldigt enkelt är grundtanken att splittringen av personligheten kan skapa olika delar, och att det kan finnas två olika typer av delar. De kallas för EP och ANP. EP är en förkortning av "Emotional

32

Part of the personality" och ANP står för "the Apparently Normal Part of the personality".

Splittringen kan ske när en person har sitt försvarssystem aktiverat. Det är något som sker automatiskt vid stark stress, fara eller hot. När försvarssystemet är aktiverat är samtidigt personens vardagliga system bortprioriterat, eftersom kroppen är inställd på att handskas med faran. Försvarsläget kallas ibland för fight or flight, eftersom två av de vanligaste sätten att reagera är med kamp eller flykt, och det är också det kroppen ställer in sig på att klara.

Ibland räcker inte de handlingsalternativ som finns i försvarsläget utan situationen blir ändå övermäktig och det är då en splittring kan ske och en EP skapas. Det går att tänka på det som att EP:n stannar kvar i den svåra situationen medan ANP:n återgår till normalläget och låter bli att integrera det som hänt.

Det är för svårt för ANP:n att minnas, tänka på och känna något som har med den traumatiska händelsen att göra, och därför undviker den delen allt som förknippas med den. EP:n i sin tur kan inte ta sig vidare bort från händelsen, eftersom de handlingsalternativ som finns i försvarsläget inte räcker till för att det ska gå att klara. EP:n har inte tillgång till vardagslägets förmågor och behöver hjälp av ANP:n, så därför försöker EP:n få uppmärksamhet och påminna ANP:n om den händelse EP:n sitter fast i. Det kan vara till exempel genom att ge ANP:n flashbacks eller mardrömmar.

Primär strukturell dissociation

När det på det här sättet skapas en splittring så att det blir en EP och en ANP motsvarar det PTSD. Det kallas för primär strukturell dissociation.

Sekundär strukturell dissociation

När sekundär strukturell dissociation skapats finns det fortfarande bara en ANP, men mer än en EP. Det kan motsvara diagnoser som komplex PTSD, DESNOS (disorder of extreme stress, not otherwise specified), DDNOS (dissociative disorder, not otherwise specified) eller emotionellt instabil personlighetsstörning (borderline).

Tertiär strukturell dissociation

Tertiär strukturell dissociation är den allvarligaste formen av splittring och då finns det mer än en ANP, förutom att det finns flera EP. Det motsvarar diagnosen dissociativ identitetsstörning (DID).

Andra sätt att tänka kring dissociation

Det finns såklart mycket mer att säga om de här teorierna och det finns också andra teorier, tankar och sätt att tolka eller närma sig dissociation. Eftersom de flesta som intresserat sig för dissociation är specialister på psykiatri eller psykologi är det kanske inte så konstigt att de mest kända modellerna utgår från ett psykologiskt perspektiv, men det är faktiskt inte

34

det enda möjliga sättet att närma sig de olika tillstånden.

Neuroimaging

Ett exempel på ett annat perspektiv är hur man kunnat använda neuroimaging (som även kan kallas för neuroavbildning på svenska) för att förstå sig på PTSD och dissociation. När man studerat vad som händer i hjärnan vid PTSD-symptom har man till exempel kunnat se att det rör sig om "hyperarousal". Hyperarousal är ett läge där man har nerverna på helspänn, hoppar till vid oväntade ljud, har svårt att slappna av och så vidare.

Innan det var möjligt med moderna former av neuroimaging trodde man att de som traumatiserats men inte reagerade på detta sättet inte egentligen reagerade på triggers. Man föreställde sig att de inte fått PTSD eftersom den typiska dysregleringen med hyperarousal saknades. Men när man fått möjlighet att studera avbilder på ett mer detaljerat sätt har man kunnat se att det faktiskt finns dysregleringar – men på ett helt annat sätt. Man kunde identifiera en undertyp till PTSD som i det här sammanhanget kallas för den dissociativa undertypen.

Vid den dissociativa undertypen hamnar man inte i ett hyperarousal-tillstånd, utan istället i ett avtrubbat tillstånd. På vissa sätt är tillståndet motsatsen till hyperarousal eftersom avtrubbningen kan göra att man knappt reagerar. Det är också så att man vid den dissociativa undertypen har en minskad aktivitet i amygdala, medan aktiviteten där istället ökar vid vanlig PTSD.

Förutom att man kunnat se att det finns en undertyp till PTSD har studierna kunnat visa att komplexa dissociativa tillstånd innebär att man både har det avtrubbade tillståndet och hyperarousal-tillståndet. Med hjälp av neuroimaging har man också kunnat visa att det finns tydliga tecken på att DID existerar, något man inom det psykologiska fältet ju fortfarande diskuterar ibland.

Fler perspektiv och fler möjligheter?

När man försöker sätta sig in i olika tankar om dissociation är det lätt hänt att uppleva det som att fler teorier bara skapar mer förvirring. Det finns ju få definitioner som alla är överens om och tolkningarna går åt olika håll. En mer positiv syn på det är att fler olika perspektiv kan skapa fler möjligheter.

Med neuroimaging blir det väldigt tydligt. Det är en metod som kan användas för att bekräfta vissa psykologiska teorier om dissociation, och som samtidigt skapar förutsättningar för att utveckla och justera dem. Det är också ett perspektiv som har sina egna styrkor och kan användas för att utveckla en bredare förståelse för dissociation och nya behandlingsmetoder som kan hjälpa människor som lever med dissociation.

Vad beror dissociation på?

Dissociation och trauma

Även om det finns olika teorier, tolkningar och definitioner kring vad dissociation är, så är de flesta överens om att det handlar om tillstånd som för det mesta uppstår på grund av stark stress eller traumatiska händelser.

I modellen med det dissociativa spektrumet är utgångspunkten att det är ett försvar. En liknande tanke finns i teorin om strukturell dissociation, även om det där istället formuleras som att dissociationen finns kvar efter den traumatiska händelsen eftersom personligheten blivit delad och händelsen inte kunnat integreras. Det gemensamma är tanken att dissociationen finns för att skydda från överväldigande stark stress när vi upplever fara, hot och en utsatthet som är för svår för oss att härbärgera.

Det är ett problem att det inte finns någon gemensam definition av vad ett trauma är som används av alla som skriver om dissociation, men olika typer av dissociativa symptom är väldigt vanligt bland annat vid akut stress-syndrom, PTSD och komplex PTSD. Det stämmer med uppfattningen att dissociation är ett försvar eller en mekanism som skyddar oss mot överväldigande stress, oavsett om händelserna definieras som trauman eller inte.

Dissociation och anknytning

Anknytningen mellan barn och deras föräldrar eller andra viktiga vuxna i deras närhet påverkar hur barn reagerar i olika sammanhang. Man brukar prata om olika anknytningsmönster: trygg anknytning, otrygg anknytning och desorganiserad anknytning. Mer information om vad anknytning är och vad de olika anknytningsmönstren innebär går att hitta i andra texter, som är inriktade på just det.

Det som känns betydelsefullt att nämna här är att det verkar finnas ett samband mellan anknytningsskador och dissociation. Det är inget givet samband, att vara utan trygg anknytning leder inte automatiskt till att någon blir dissociativ, men det verkar öka tendensen att dissociera. Framför allt verkar tendensen öka när det rör sig om någon med desorganiserad anknytning.

En trygg anknytning innebär att ha en trygg bas i sitt liv, en person som det går att vända sig till när något svårt händer. Vid en desorganiserad anknytning är barnets trygga bas samtidigt någon som gör illa och utgör det största hotet, vilket skapar en känslomässigt omöjlig situation.

Som barn kan man vara oförmögen att lösa en situation genom att kämpa eller fly, eftersom den fysiska kraften är begränsad. I en hotfull eller våldsam situation finns då väldigt få alternativ att ta till när försvarsläget aktiveras. Därför kan dissociation vara det enda alternativ som finns kvar.

Andra orsaker

Dissociation behöver inte bero på trauman. Framför allt depersonalisation och derealisation kan ofta vara en del av någon annan psykisk problematik, till exempel panikångest eller depression. Det kan också bero på användandet av droger.

Dissociation och psykos

Sambandet mellan dissociation och psykos är ganska komplicerat att förklara, och det finns förmodligen andra som gör det bättre och på ett mer korrekt sätt. Det viktigaste att säga är att dissociation inte är psykos. För det mesta verkar det handla om okunskap eller felbedömningar när dissociation tolkas som något psykotiskt.

Samtidigt finns det en överlappning av symptom, som kanske kan förklara varför det så lätt blir fel. Hörselhallucinationer är till exempel vanligt både vid DID och schizofreni. Det är dessutom vanligt att personer med psykos har dissociativa symptom, till exempel depersonalisering och derealisering.

Förutom det råder oenighet kring vad som ska räknas som psykotiska symptom och vad som istället ska klassas som dissociation. Invaderande symptom vid PTSD (som flashbacks) kan klassas som båda delar, beroende på vem som står för tolkningen.

Dissociativ psykos

Det blir ännu mer komplicerat av att det finns något som heter dissociativ psykos. Det är en särskild form av psykos med hallucinationer som är präglade av dissociation. Vid en dissociativ psykos verkar personen oftare kunna uppleva en dubbel verklighet än vid andra typer av psykoser.

En dissociativ psykos verkar i stort sett motsvara det som tidigare kallats hysterisk psykos. Det finns också något som kallas dissociativ schizofreni, som då är en schizofreni som är väldigt färgad av dissociation. Eftersom diagnoserna skapats i olika tider och med avstamp i olika tankar är det svårt att veta om det rör sig om flera olika tillstånd eller bara olika sätt att se på samma sak. Klart är i alla fall att det finns dissociativa psykoser. Lika klart är det att det är ett missförstånd att det skulle vara samma sak som DID eller att all dissociation är psykotisk.

Försvarssystemet
– bara kamp och flykt?

Eftersom de olika modellerna åtminstone i stort sett verkar vara överens om att dissociation är något som kan uppstå när vårt försvarssystem aktiveras, så kan det vara intressant att titta lite närmare på det. När en människa utsätts för fara, hot eller stark stress slår ett särskilt system på och vi hamnar i en fight or flight-respons som bland annat innebär ett adrenalinpåslag. Kroppen ställer om för att det ska bli möjligt att kämpa eller fly, för att chanserna att överleva ska bli större.

Idén om kamp eller flykt har funnits sen 1930-talet och med tiden har bilden av vilka reaktioner som är möjliga vid fara behövt nyanseras. Ett tredje alternativ som tillkommit är det som på engelska kallas freeze. Att hamna i en frysrespons gör att man kan uppfattas som död och på det sättet ha en chans att komma undan från hotet eller åtminstone skydda sig genom att göra så att skadan ska bli så liten som möjligt.

De här tankarna utgår alltid från att sinnebilden av ett hot är att stå mitt framför ett rovdjur som kan attackera en. Det finns dock många andra tillfällen där freeze-responsen kan slå på, och som är vanligare i vårt moderna samhälle. Till exempel är frozen fright vanligt vid våldtäkt.

De fyra f:en

På engelska pratar man ibland om de fyra f:en, eftersom fight, flight och freeze senare även har kompletterats med fawn. Fawn kan översättas med foga, eftersom man fogar sig, men en bättre svensk översättning är kanske att säga att det rör sig om en inställsamhetsrespons.

Fawn innebär att man kan reagera på olika sätt där det gemensamma är att det rör sig om att försöka vara en förövare till lags. Det kan vara att försöka blidka personen, underkasta sig eller på annat sätt försöka läsa av och göra det man tror kan lugna förövarens beteende. Precis som de andra alternativen är fawn ett sätt att skydda sig själv eftersom det är en strategi för att undvika allvarlig skada eller död.

Olika reaktioner i olika situationer

När man pratar om de fyra f:en (fight, flight, freeze och fawn) menar man att det är olika sorters respons som alla människor har tillgång till. Beroende på ens personlighet och andra omständigheter kan ett eller två av de olika sätten att reagera ligga närmare till hands för en person. Sen styr själva situationen vilken respons som är möjlig att använda och för det mesta sker det automatiskt, det är alltså inget medvetet val.

Finns det ingen chans att man ska vinna en kamp kan responsen bli flykt. Är det inte heller möjligt att lyckas fly kan freeze-läget aktiveras. Om alla de tre alternativen är blockerade på olika sätt eller gör att man riskerar att bli mer utsatt eller skadad, kan fawn bli den enda respons som i praktiken är funktionell och möjlig. Det vanligaste är att det blir så när det rör sig om våld eller utsatthet i nära relationer, men det finns också exempel på fawnrespons till exempel vid kidnappningar eller gisslansituationer, där handlingsutrymmet är väldigt begränsat.

Efter en traumatisering

Personer som traumatiserats, speciellt om det skett tidigt i livet, kan ha svårare att få tillgång till alla de fyra sätten att reagera på hot och fara. Man kan istället fastna i att ha ett av alternativen som sitt sätt att reagera.

När man blivit traumatiserad på ett sätt så man har olika delar inuti kan varje del ha sitt eget sätt att reagera på hot, oavsett om det är ett verkligt hot eller en trigger. Någon del kan reagera med fight, någon annan med flight, en tredje med freeze och en fjärde med fawn. Det gör att det blir väldigt svårt att komma överens om hur man borde handla, och det kan förklara en del av de inre konflikter som kan framstå som hopplösa att handskas med.

Det är såklart inte hela förklaringen till delars olikheter, men inre delar har skapats för att handskas med olika typer av hot och utsatthet. De har olika styrkor och olika sätt att tackla svårigheter. I viss utsträckning kan det handla om att de kompletterar varandra genom att deras automatiska respons på fara inte utgår från samma alternativ inom fight-flight-freeze-fawn.

Dissociation och de fyra f:en

Dissociation kopplas för det mesta ihop med freeze-responsen, men det beror på vad det är för typ av dissociativ reaktion man menar, och man kan egentligen dissociera oavsett vilket av de fyra f:en som aktiveras. Risken för dissociation bör vara lägst om man råkar ut för en enstaka händelse med extrem stress och hamnar i fight eller flight – och faktiskt lyckas kämpa eller fly så man kan slippa från det som upplevts som hotfullt. Då blir stressen i situationen inte av den sort som blir för svår att härbärgera. Samtidigt kan den här typen av händelser också orsaka depersonalisering eller derealisering. Man kan se det som ett extra skydd som slår på för att man inte ska överväldigas av situationen och bli oförmögen att kämpa eller slåss. Distansen till det som händer kan på det sättet bli en hjälp.

Situationer där det inte är möjligt att kämpa eller fly, eller där den typen av reaktioner är dömda att misslyckas, är de situationer där risken för dissociation är som störst. Det innebär alltså att man i freeze- och fawn-lägena kan uppleva en maktlöshet och omöjlighet som leder till olika dissociativa reaktioner.

När en situation med fara eller hot varar under lång tid ökar också risken för dissocia-tion. Kroppens försvarssystem är gjort för att klara kortare stunder med påtagliga hot, som att handskas med hotet från det där rovdjuret som alltid kommer upp som exempel. Det blir därför överväldigande att leva under konstant hot, till exempel i en dysfunktionell uppväxtmiljö.

Att behandla dissociation

Dissociation är en rad olika tillstånd, där både orsaker och symptom kan skilja sig åt. Vi som upplever dissociation är också olika som personer. Därför behöver inte alla som dissocierar samma saker och det är inte samma behandling som kan hjälpa alla. Det finns ingen universallösning och det som kan hjälpa en person kan samtidigt vara triggande eller retraumatiserande för någon annan.

Är dissociation huvudproblemet?

Hur man ska behandla dissociation beror delvis på varför en person dissocierar. Det är inte säkert att det alltid behövs en behandling som fokuserar just på dissociationen. Den som upplever depersonalisation till exempel som en del av en depression eller ångestproblematik kan sluta dissociera om depressionen eller ångesten behandlas, vilket kan göras med terapi eller medicin. Är det dissociation som beror på en akut stressreaktion kan den gå över av sig själv. Beror dissociationen på en livssituation där det förekommer hot, våld eller övergrepp kan det vara helt nödvändigt att skapa trygga livsvillkor.

Terapi

När dissociationen är huvudproblemet kan det behövas psykoterapi hos någon som förstår sig på dissociation. Kanske gäller det framför allt när dissociation är en del av en komplex problematik som orsakats av trauman. I en terapirelation går det att närma sig traumatiska minnen, och den som har flera delar inuti kan få hjälp så att delarna kan närma sig varandra och få ett bättre samarbete. Terapin kan vara en chans att skapa en trygg anknytning, och det kan också vara möjligt att lära sig nya sätt att handskas med det man varit med om, det som är svårt i nuet, och alla olika typer av känslomässiga reaktioner.

Ofta är det relationen till terapeuten som spelar störst roll, och att man får chansen att stanna hos samma terapeut en längre tid. Att hen är lyhörd, inlyssnande, validerar och får en att känna sig sedd och förstådd har också stor betydelse. Traumainriktade terapeuter kan använda sig av olika tekniker och det finns olika terapeutiska inriktningar som kan fungera vid dissociation. Det är vanligt att använda terapi som delas in i tre faser: stabilisering, trauma-fokuserad behandling, och sorgebearbetning och nyorientering.

Några av de metoder som kan användas efter trauma och vid dissociation är psyko-dynamisk terapi, KBT, mentaliseringsbaserad terapi (MBT) och prolonged exposure (PE). Tekniker som kan användas är förutom samtal bland annat EMDR, ego state-terapi, lifespan integration, EFT (tapping), visualisering, hyp-nos och internal family systems therapy (IFS). För den som tycker att det är svårt att hitta orden kan bildterapi eller musikterapi vara en hjälp. Vissa terapeuter arbetar med det som kallas djurassisterad terapi, där kontakten med djuret blir en hjälp i den terapeutiska processen. Det kan vara viktigt att veta att vem som helst kan kalla sig terapeut, medan psykoterapeut och psykolog är skyddade titlar som kräver att man har en viss utbildning och har legitimation. Hur stora kunskaperna om dissociation är varierar även bland dem som har en legitimation.

Kroppen

Det finns behandlingsmetoder där man arbetar med fokus på kroppen och de fysiska reaktioner som kan vara en del av en komplex problematik med dissociation. Ett exempel är Somatic experiencing, som är en kroppsorienterad terapeutisk metod. Man kan också använda sig av bland annat basal kroppskännedom, traumaanpassad yoga, Feldenkrais-metoden, rosenmetoden, medveten närvaro, meditation, avslappning, andningsövningar eller massage.

En del tekniker går att använda både som självhjälp och tillsammans med en behandlare. Även olika sorters träning och motion kan användas för att komma närmare sin kropp, lyssna mer på den och för att göra det möjligt att få kroppen att må bättre och bli tryggare.

Andra behandlingsmetoder

Det finns mediciner som kan användas, även om det inte finns några preparat som botar dissociativa tillstånd. Många som dissocierar har svårt att sova, mycket ångest, får depressioner, hallucinationer, smärta eller andra problem där medicin kan användas för att lindra symptomen. En behandlingsmetod som verkar bli mer och mer uppmärksammad är neurofeedback. Då får hjärnan med hjälp av teknik återkoppling på ett sätt så att nya mönster kan skapas. Det kan göra att man blir bättre på att reglera sig själv och på det sättet kan symptomen minska.

Det finns också ett stort utbud av alternativa behandlingsmetoder av olika slag, där det kan gå att hitta något som hjälper eller lindrar. Vissa är kroppsbehandlingar, andra är behandlingar med kosttillskott eller naturmedicin, ytterligare andra utgår från till exempel kinesisk eller indisk medicin.

Annat som kan hjälpa

För många som är dissociativa kan det vara en hjälp att lära sig mer om dissociation, eftersom symptomen kan vara skrämmande och det kan vara svårt att förstå vad som händer.

Trygga levnadsförhållanden behöver inte bara handla om att leva skyddad från hot, våld och övergrepp. Även till exempel att ha ett boende där man trivs och ekonomisk stabilitet kan skapa en känsla av trygghet. Att få rutiner så att vardagslivet fungerar kan också vara en hjälp i livet med dissociation.

Att uppleva dissociation kan många gånger kännas väldigt ensamt, och det kan vara svårt att göra sig förstådd. Därför kan det vara väldigt betydelsefullt att hitta andra som vet hur det kan vara att leva med dissociation, att prata med dem och få en chans att känna samhörighet och förståelse.

Att uppleva eller leva med dissociation

Något av det viktigaste är att förstå att dissociation kan upplevas på många olika sätt, och att det rör sig om många olika tillstånd. Dissociation kan ofta skapa stora funktionsnedsättningar och det kan vara tungt och skrämmande att leva med det. Samtidigt är det inte så enkelt att en svårare form av dissociation måste leda till ett svårare lidande. Depersonalisering räknas som en lättare form av dissociation, men långvarig depersonalisering kan leda till att man blir oförmögen att upprätthålla relationer, hitta ett meningsfullt innehåll i sitt liv eller sköta ett arbete. DID i sin tur räknas som en av de svåraste formerna av dissociation, men ibland kan någon med DID ha en högre grad av funktion just för att avskärmningen (kompartmentaliseringen) är större. En viss del kan till exempel fixa att sköta ett arbete just för att hen inte har någon vetskap om de traumatiserande händelserna.

Generellt sett är det större risk för att man mår sämre och har svårare att fungera ju svårare form av dissociation man lever med, men det kan se väldigt olika ut. Det är därför helt avgörande att lyssna till den person det rör sig om och försöka förstå hur dissociationen fungerar i hens liv, hur hen mår och vad hen behöver. Det gäller oavsett om du är en vän, en partner eller en behandlare och oavsett vilken typ av dissociation det rör sig om. Även om man har samma diagnos kan det vara stora skillnader både i vad man har för symptom, hur man upplever dem och vilken funktionsnivå man har.

Ge inte upp

Det är slitsamt att gå i behandling för dissociation, men det svåraste steget kan vara att hitta någon som förstår sig på problemen, tar dem på allvar och har tillräckligt med kunskap för att kunna hjälpa. Det kan kännas hopplöst, men det finns såna behandlare. Kanske blir de till och med fler och fler. Det går att hitta någon av dem till slut även om det inte känns så nu.

Det kan bli bättre

Livet kan bli bättre. Det finns sätt att ta sig ur relationer och situationer som är hotfulla, våldsamma och skadliga. Och det finns hjälp att få som rör själva dissociationen.

Den skräck och ovisshet som kan vara förknippad med symptomen kan lugna sig i mötet med en behandlare som förstår vad dissociation är och som varken är rädd för eller misstolkar symptomen. Det kan i sig göra att man mår lite bättre. De olika dissociativa tillstånden är förknippade med stress. Eftersom rädsla är en form av stress kan symptomen bli värre av just rädsla. Därför kan det ha stor betydelse att hitta någon som känns trygg och som förstår sig på problemen. När rädslan lugnar sig kan symptomen ibland också lugna sig.

När det finns flera delar inuti kan det vara möjligt att integreras och bli en enda, men det är inte alltid det är den bästa lösningen och det är inte en lösning alla vill sträva efter. Oavsett vilket kan det gå att bli helare inuti om delarna blir bättre på att samarbeta och bli vänner med varandra, och på det sättet kan livet fungera bättre.

Det finns nästan alltid något att göra. Det är inte alltid man kan bli av med sin dissociation helt, men det går att få hjälp som gör att det blir lättare att finnas och att vardagen fungerar bättre.

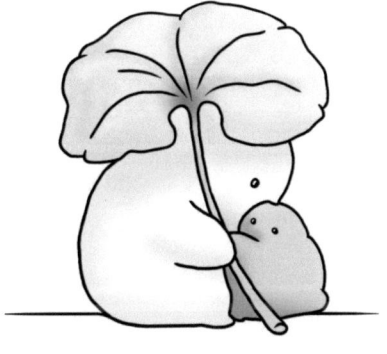

Acceptans

Skulle just jag

Sam

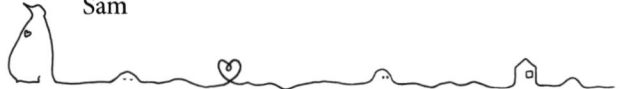

just precis detta skelett
denna hud
dessa hornhinnor trumhinnor slemhinnor
tunga och båtben
vajande sjögräs av inälvor
skulle det vara just detta köttstycke
dessa organ
som överlevt allt det som minnen berättar
hjärnkontoret en naggad men sjöduglig manet
kroppens celler som återföds
med samma fingeravtryck
för att kunna krypa in under dåtidens grenar
sova där
bredvid utspridda öronkristaller
i väntan på bättre tider
med hjärta och lungor
mjukt äggformade på botten
vem skulle överleva ett sådant liv
skulle just
jag

Att lägga ett pussel: Tack vare, eller för att?

Fjärilsvingen

Orden är pusselbitar jag inte vet var jag ska lägga, det är en blandning av dåtid och nutid, en blandning av minnen och känslor. Allt hänger ihop men jag vet inte hur eller vilken bit som hör till vilken tid. Kanske är det en del av problemet, att det är så rörigt, så oförutsägbart och snårigt. Ibland står jag framför spegeln och stirrar tillbaka på det ansikte som möter mig, ett ansikte jag inte vill kännas vid, trots att det tillhör mig. Det är som att jag befinner mig mittemellan kroppen och spegeln, svävandes i luften med enbart mig själv till sällskap, det känns farligt, jag vill inte vara där i det som ska vara jag.

Jag har länge vetat att jag överlevt mina trauman tack vare att jag dissocierat, ibland är det svårt att förstå hur det en gång var livsviktigt för överlevnad och hur det idag istället kan ställa till problem. Att fly har blivit mitt sätt att överleva, vården frågar mig hur länge jag är i verkligheten och jag vet inte själv, försöker intala mig själv att det är långa stunder men inser ganska snabbt att det förmodligen är mycket kortare än jag vill erkänna. Att ständigt fly från sig själv och sin egen verklighet gör att identiteten försvinner i sorlet av flykt, vad är jag och vad är sådant som jag flyr till för att klara av att vara jag? Vad i min identitet och självbild är sådant jag valt och blivit för att fly från mig själv?

Inom vården har jag fått möta märkliga kommentarer och felaktigt bemötande, jag har ofta känt att det är som att vissa inte tror på mig, som att de försökt lura in mig i en fälla där de sen kan säga: "Hen överdriver/hittar på". Det är en upplevelse av att vara granskad och bedömd – helt utifrån deras tolkningar och förutfattade meningar. De skriver i journalen att jag inte uppfattas som dissociativ, men en del av min problematik är att ha en tydlig enhetlig fasad utåt. Inget ska synas. Jag tänker att om de inte frågar, då kan de inte heller veta, så varför ställer de inga frågor? Ofta känns det som att mina ord bara blir just ord, inget de tar in eller vill höra på. Vill skrika på dem att jag finns här, att min sanning existerar om de väljer att lyssna på den, men jag förblir tyst. Ord är viktigt men också det enda som är mitt eget, mina ord är det enda ingen kan ta ifrån mig, därför behåller jag dem för mig själv, allt för att skydda det som är jag.

En period pratade jag om att jag upplevde mig som splittrad, som flera delar av en och samma person. Jag vet inte längre vad jag tror om det, egentligen bara på grund av hur det mottogs av vården, som om jag hittade på, som om jag läst på om olika diagnoser och sen hittat en jag ville ha och identifierat mig med den. Så jag behöll orden för mig själv, tystade min undran om det som splittrat mitt jag. Kanske har de rätt, kanske är det inte så. Men om jag inte kan prata om det, hur ska jag då förstå?

59

Ibland undrar jag om det är alla roller jag spelat genom åren som skapat en känsla av splittring, att jag blivit den jag behövde bli i relation till sammanhanget, för att överleva, vilket gjort att jag till slut blivit en ihoptejpad person där lite av varje roll utgör kärnan, jag. Jag ser olika personer i spegeln, men jag känner igen dem alla. Vi har den sociala, den osäkra/rädda, den självständiga – och så vidare. Men varje del av mig har sitt eget ansikte, kanske för att varje roll har sin egen identitet även om det är jag, alltihop. Jag undrar vem jag är i mig själv, om jag bara fick vara jag helt och hållet. Vissa säger att de känner mig, men jag undrar hur det är möjligt när jag inte ens känner mig själv?

Jag åker på en resa. Jag träffar en vän som pratar mycket om andlighet och spiritualitet och jag tar på mig det ansikte som är just det. Jag går vidare och möter en kollega från tiden då jag jobbade i butik och jag blir hon som jobbade där. Min telefon ringer och det är ett okänt nummer, jag svarar och är nu den orädda professionella personen. Jag går in på en toalett och möter min blick i spegeln, det sveper förbi ett skimmer och jag tar ett djupt andetag innan jag slänger på ett leende och går ut i folksamlingen för att skratta mig igenom ett nytt sammanhang. Jag ger av mig själv fast varje del av min kropp skriker spring. Sen åker jag hem.

Hemma står jag framför spegeln och ser lager efter lager falla av, försöker stanna vid det ansikte

60

*som är mest jag, men oftast vet jag inte, oftast
stannar det bara och jag undrar: vem är jag?*

Sanningen är oklar, likväl svår att ta in. Mitt liv
känns som en lögn och det enda som jag vet
säkert är att jag överlever tack vare just det, men
kanske är det också en lögn? Jag har blivit den
jag behövt för att överleva, men i grund och
botten vet jag inte vem jag är eller vad jag är i
bruset av den verkligheten. Jag är en kameleont.
Jag finns och existerar, men vem hör mig egent-
ligen?

Kommande uppslag:
Tillsammans
Elie

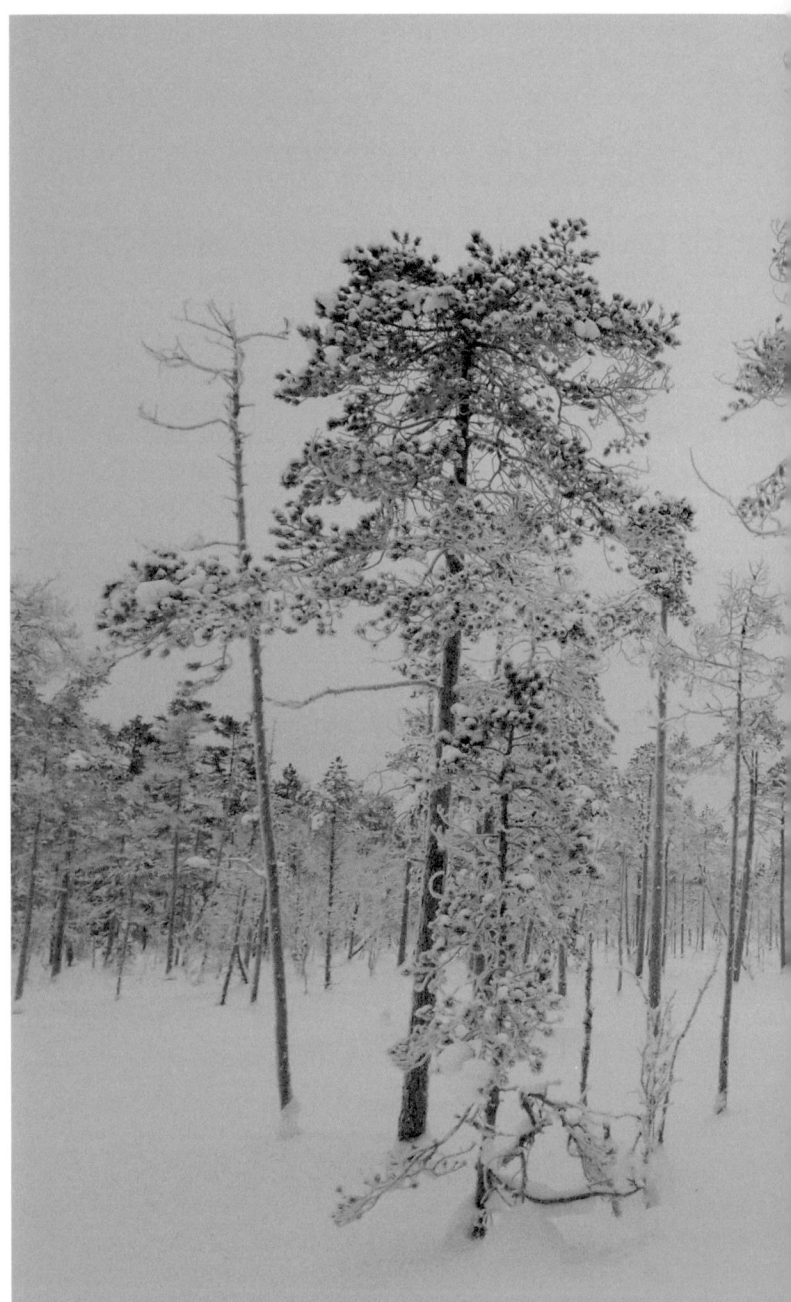

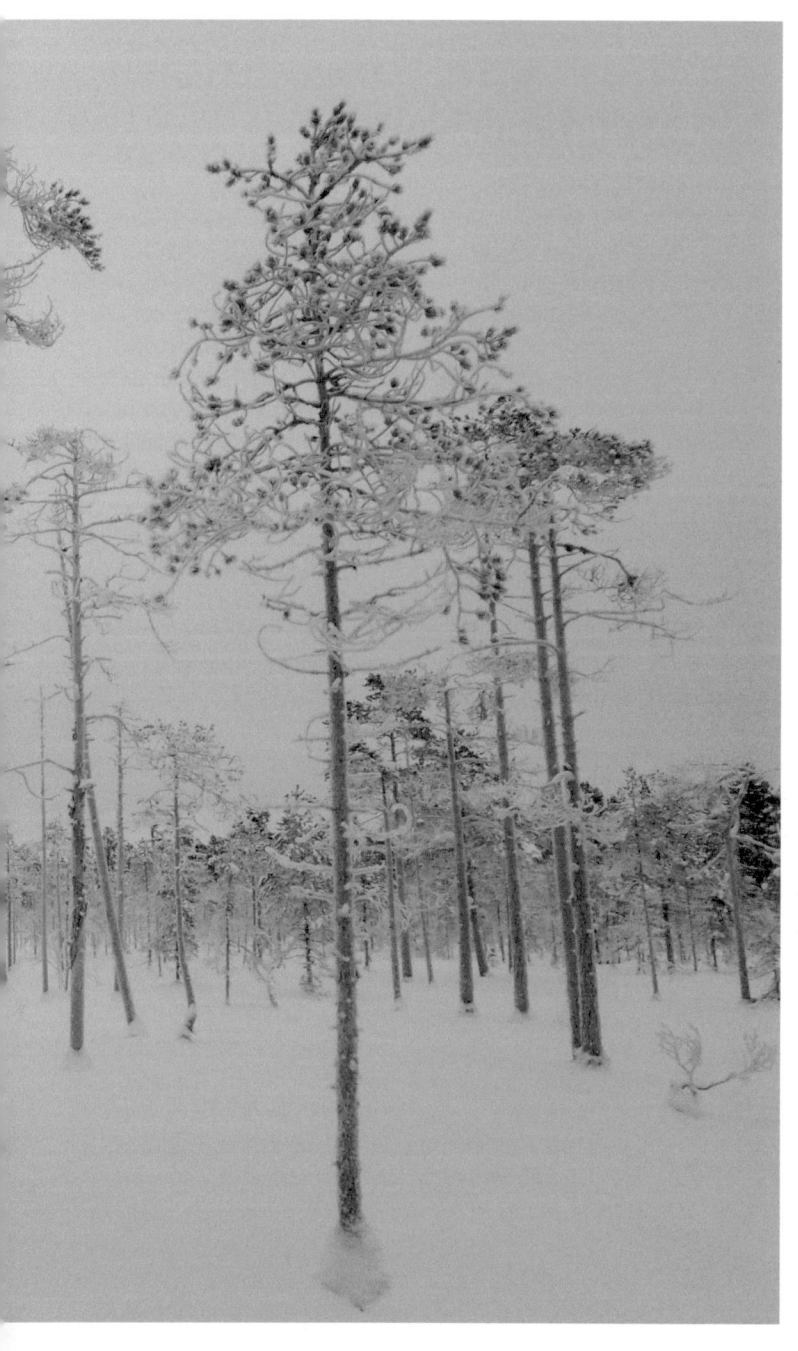

du var djävulen

Li Vide

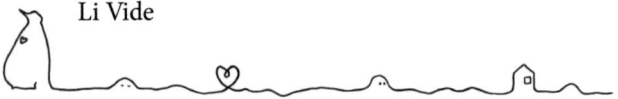

jag önskar jag hade fått växa upp med en kär-
leksfull och snäll förälder. en som kramar om
mig för att visa ömhet, en som säger att det är
okej att gråta, en som finns där för att lyssna
till det som tynger mig, en som svarar på alla
otaliga frågor, en som skrattar med mig, en som
frågar vad jag tänker, en med en famn att krypa
upp i när omvärlden känns skakig, en som
bjuder in mig att utforska okända stigar.

istället trasade du sönder min barndom.
du har gjort det värsta som går att göra mot en
annan människa.
du har gjort det mot barn.
du har gjort det mot dina egna barn.
du har förverkat all form av föräldraskap. inte
ett enda barn ska komma dig nära igen.

du kan låtsas vad du vill. jag vet vad du har gjort
och här står jag idag. jag bär inte längre en mörk
hemlighet. all skuld och skam är, och har alltid
varit, din att bära. inte för ett ögonblick till är
den min.

det spelar ingen roll hur sjuka förutsättningar
du vuxit upp i eller vad för vidriga beteenden
som gått i arv. du hade ett val. jag har ett val. och
jag har valt att bryta den onda cirkeln.

64

jag har brutit det destruktiva mönster som du så väl försökt inpränta i mitt sinne. och vet du, jag bröt mig fri. alla värdelösa antaganden om mig själv, allt vad jag trodde var sanning, de härskar inte över mig längre. jag har dissekerat dem med alla verktyg jag kommit över. trots det jag varit med om så är jag här.

jag lever ett liv som är meningsfullt och med hopp. jag har varma, kärleksfulla och fina personer runt omkring mig. vid min sida har jag min syster, hon står också här med båda fötterna på jorden och med ett hjärta av guld.

jag är värdefull.
jag kan leva ett gott liv.
jag får drömma.
jag kan förverkliga mina drömmar.
jag är älskvärd.

Drömmar och väntan

Carolyn Pasalska

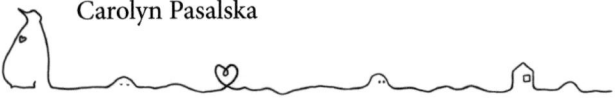

Allt det som är vackert,
som inte sagts mig
kan jag ana
det räcker inte.

Med olust och vemod måste jag möta insikten att många av mina drömmar inte kommer att bli verklighet, och att min potential och vad den betyder för mig, i många fall kommer att förbli potential och inget mer.

Som jag nu ser det, har jag under många år av mitt liv varit långt borta ifrån mig själv, jag har varit instängd i mitt huvud och jag har varit rädd. Och likt när kroppen stryper blodflödet till lemmarna vid hot, har jag strypt alla funktioner som inte varit livsnödvändiga. Bland det som åsidosatts finner man min kreativitet och min nyfikenhet, och mycket annat som jag tycker är bra med mig. Att kunna uppleva något positivt – tro mig när jag säger att jag har saknat det.

Det har gått två år sedan jag lämnade den destruktiva miljön där jag vuxit upp. När jag gick lämnade jag i hopp och i tro. Jag hade hopp om att få mer energi till saker jag ville göra och hopp om att få ett liv som kretsade kring annat än att överleva. Jag trodde att jag kunde ge mig

66

det liv jag behövde för att läka. Jag trodde att det skulle bli bra.

Jag skulle säga att jag fick den hjälp jag behövde under det första året när jag flyttade hemifrån. Jag blev nämligen placerad i familjehem! Jag blir löjligt lycklig bara jag tänker på det, jag kände mig trygg där och mådde bättre. Tyvärr varade placeringen i ett år, och avslutades när jag blev för gammal för att få stanna. Det hjälpte inte att jag bönade om att få vara kvar, och det spelade ingen roll att jag inte fått någon terapeutisk behandling än. Jag har inte mått bra sedan jag flyttade.

Det andra året har varit en resa. Jag har fortsatt be om hjälp, men hjälpen kan vara svår att få, eller så är det svårt för andra att förstå mig, jag vet inte vilket det är. Det kan också vara så att jag är dålig på att förklara, eller svår att sympatisera med. Jag blev, oförberedd som jag var, utkastad i livet och nu faller jag fritt. Bra saker har hänt och dåliga saker har hänt, och allt har bara jämnat ut sig. Under det senaste året har jag träffat bra människor som varit trygga och jag har träffat människor som gjort mig illa. Jag har bott på ställen som varit okej och på ställen jag inte velat vara på. Jag trodde att världen skulle vara snäll eftersom mitt hem varit elakt. Världen är snäll ibland, och det är vackert, men man måste vara försiktig och det har jag behövt lära mig. För att knyta ihop det senaste året har de bra sakerna jag varit med om inte lyckats läka mig. Det dåliga har gjort det svårare att navigera livet.

67

Som ett resultat sitter jag här två år senare och vet knappt vad jag ska ta mig till. Fortfarande. Jag mår ganska dåligt, och det är stökigt omkring mig. Jag har ett ostadigt boende, och jag kan inte släppa det som varit så därför är jag fortsatt otrygg och strypt. Jag är tacksam som fått känna trygghet, om bara för en liten stund, och jag letar mig fortfarande tillbaka till den tryggheten jag upplevde i familjehem. Jag ångrar inte att jag kämpat för mig själv och ett bättre liv. Men trots det kan jag bara ta mig igenom varje dag, som att jag skulle ha en framtid.

Jag tänker ofta på hur andra människor uppfattar mig. Om någon frågar mig hur det står till säger jag i hoppfull ton: "jag försöker fortfarande", för att jag tror att de vill höra det. Jag har alltid varit duktig, snäll och tyst. Jag trodde att jag behövde stå upp för mig själv, bryta mig fri – kämpa, och då kanske det skulle bli okej för mig på riktigt. Jag försökte kämpa. Men då mina ansträngningar inte lett någon vart klamrar jag mig åter fast vid mina gamla strategier som stänger allt ute, de som befriar mig från smärta, men också från glädje. Jag menar inte att jag har gett upp, utan jag väntar på en ny möjlighet att göra en förändring och jag måste kunna skydda mig själv under tiden. Kanske kommer jag vänta för alltid. Jag är varken en konstnär eller en akademiker, jag är en överlevare. En liten överlevare med lemmar som inte förses med blod.

Jag är ledsen över det jag har förlorat som liten, men jag är också ledsen över allt jag förlorar varje dag som jag inte mår bra. Jag sörjer den person jag kunnat bli, den person jag i teorin kan bli men inte kommer bli. Jag sörjer de saker jag kunnat göra. Till de som frågar om min situation har jag börjat säga att det är okej. Jag vill inte oroa andra, eller uppfattas som negativ när jag inte känner mig negativ. Så jag säger att det är okej, nästan som att det skulle vara okej att mina drömmar förblir drömmar. Ingen vet hur det blir sen, det är sant. Kanske vänder det en dag långt fram eller snart. Det kanske blir lite bättre, och då kan jag sluta gråta.

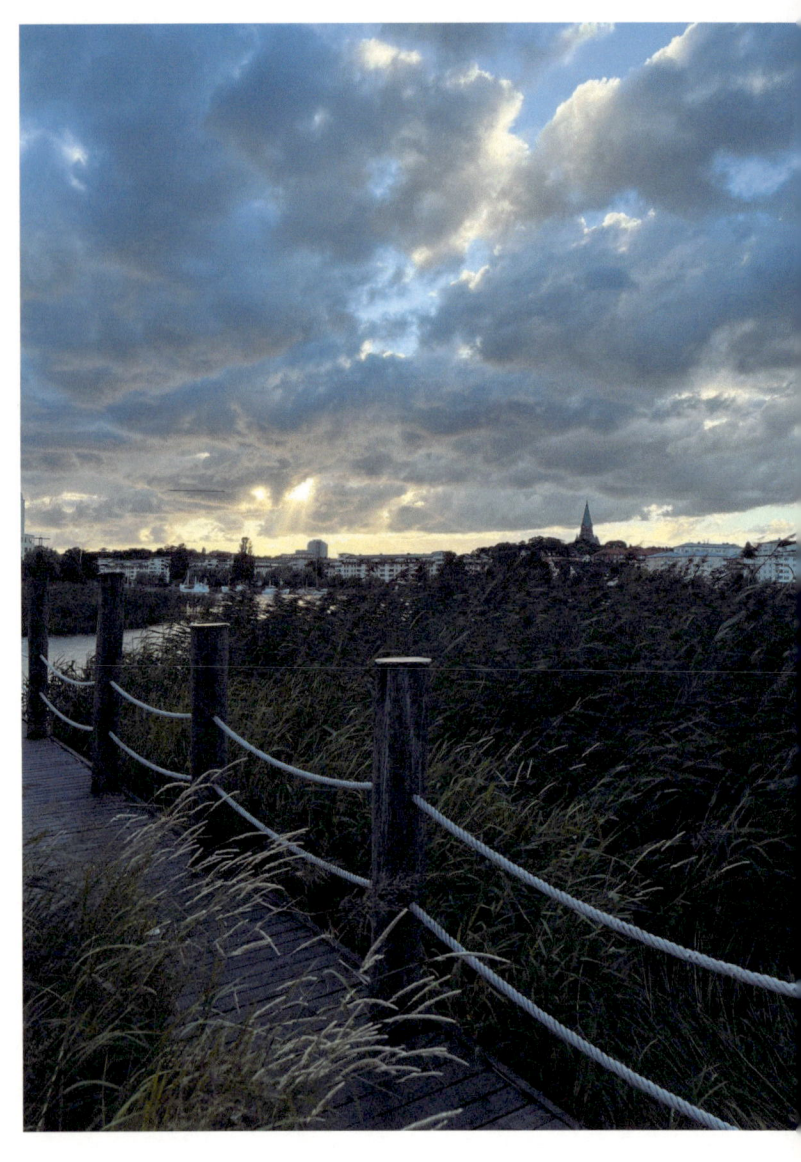

Kanske går det
Elina

Så nära kärlek det går att komma

Stina

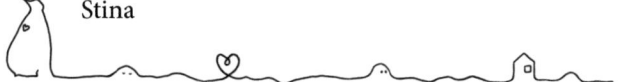

Jag minns en person jag mötte under ett år på folkhögskola och förälskade mig i. Jag minns hans ångest som alltid gick rakt in i mig på ett sätt jag inte kunde värja mig emot. En person som alltid verkade lite rädd. Det räckte med ett enda ögonkast. Att våra blickar möttes och utbytte energi, så väcktes min egen rädsla omedelbart. Inte en rädsla för honom. Absolut inte. En mer levande och energifylld människa har jag aldrig mött i hela mitt liv. Han var någon som såg min egen energi, någon som såg mig. Någon som aldrig någonsin var i samma rum som mig utan att kolla på mig i smyg, men han hade ett så övertydligt kroppsspråk att det aldrig blev diskret. Det var oerhört gulligt. Han var någon som tyckte jag var viktig.

På den tiden var det jag som var deprimerad, nästan hela tiden. Jag var bipolär typ två. Jag var medelmåttigt till extremt nedstämd varvat med några korta dagar av lätt eufori, som kändes som att vara hög på lycka. Men det var en känsla som gick över fort.

Jag minns hur rädd han var när han någon gång mötte min blick de dagar när jag inte orkade. Inte orkade känna, inte orkade prata, inte orkade få mina ansiktsmuskler att svara på hans mimik och hållning. Hur jag ändå försökte att klara av dagen på ett låtsat icke-deprimerat sätt, ett sätt som små barn omedelbart genomskådar som brist på närvaro. Som många vuxna människor däremot helt har tappat känselspröten för. Som att ingen kunde se när jag på alla sätt försökte att delta i samvaro och duga. När jag mådde så ville jag helst trycka i mig socker varannan timme för att få upp humöret till över självmordstankenivån. Det var som att mellanmål varannan timme blev det enda som gjorde att jag kunde fungera och orkade uppleva någonting alls.

Jag har inga egna barn men hade jobbat på dagis i fyra år när jag tog ett sabbatsår på folkhögskola. Han var som mina dagisbarn, han var som mig. Han växte aldrig ifrån förmågan att se när någon fejkade bra mående. Jag minns hur han ofta mötte min blick som för att kolla, på precis samma sätt som jag alltid ser folk i ögonen. För att checka av deras energier. Hur han, när han aktivt såg in i mina egna tomma ögon, liksom själv föll ned i ett svart hål av förtvivlan. Hur han nästan fick tvinga sig själv att slita sig loss ifrån mina innehållslösa ögon och söka blicken hos någon annan. Då blev han glad igen.

Jag tänkte att han var rädd för mitt oseende, för hur ingenting som någon gjorde lämnade något avtryck. Precis som mina dagisbarn sådana dagar bara brukade bli bråkigare och testa gränserna utan att någonsin kunna få en äkta reaktion från mig. De kunde aldrig få någon bekräftelse på att de fanns och var sedda. Själv reagerar jag dagligen på miner och kroppsspråk hos människor som andra vuxna inte på något vis lägger märke till. När jag såg honom möta min nedstämda blick och omedelbart falla ned i ett eget mörker, så tänkte jag att han var ett barn som kände rädsla över att inte få omvårdnad. En rädsla för att bli övergiven, att han fruktade min intighet. Antagligen säger sådana funderingar betydligt mer om mitt eget system, men på den tiden visste jag inte att det fanns inre delar. Trots att jag så tydligt var ett system och alltid har varit det.

Idag tänker jag att han måste ha haft ett eget inre mörker att matcha mot mina egna känslor av hopplöshet. På samma sätt som jag alltid matchar mitt inre känsloliv mot de ansiktsuttryck som de människor i min närhet uppvisar.

Han var den mest levnadsglada och spirituella människa jag någonsin mött och hade alla känslor utanpå, inklusive känslan av rädsla. Det var som att känslan av att vara rädd för allting hela tiden gjorde sig påmind inne i mitt eget system när jag var i hans närhet. Rädsla för oklara hot, rädsla för människors reaktioner och antydningar, osynliga katastrofer som hotade att bryta ut, rädsla för att människor ska dö, rädsla för att hemska saker ska hända. Allt detta eskalerade i mig så fort jag såg hans övertydliga kroppsspråk.

När vi pratade behövde vi alltid göra det när andra människor satt med. Som om vi var tvungna att alltid ha minst en till person som lugnade ned situationen. Alltid en eller flera andra vuxna människor, som kunde sitta ned

73

och konversera vanligt och med hela sin existens visa att ingen katastrof förelåg. Som att de visade att det var helt tryggt att sitta ned och utbyta ord.

Jag hade lättare än han för att ta ögonkontakt och ställa inledande frågor men det var aldrig lätt att umgås avspänt. Jag tänkte att hade inte kompisarna suttit här med oss och vi hade sett varandra i ögonen, då skulle kaoset eskalera inombords. Den enes skräck skulle trigga den andres och varje situation skulle urarta.

Jag tänkte på att vi skulle hamna själva med varandra av en slump. På något sätt både hoppades jag det och bävade för att det kunde hända. Att kompisarna oväntat kunde byta riktning och gå åt ett annat håll, på väg till elevboendet. Då skulle vi bli ensamma kvar på vägen, tvingade att gå bredvid varandra i flera hundra meter. Som att vi skulle tvingas erkänna att det fanns något sorts känsla av ett vi. Att vi faktiskt existerar, att vi går ju här bredvid varandra och skulle behöva konversera för att det skulle kännas normalt. Att vi skulle behöva ta ansvar för känslan av gemenskap under de korta hundra meterna det tar att gå till elevboendet, för att sedan skiljas åt och gå till olika hus. Men det hände aldrig, vi hamnade aldrig ensamma med varandra och behövde aldrig konfronteras med gemenskapskänslan. Hans ansikte, med så många uttryck, så många känslor som kunde skifta fort. Hans innerlighet, hans intensitet i sina känslor. Mitt eget ansikte, som var så bra på att svara när jag själv mådde bra.

Idag har jag, på olika sätt, missbrukat hans lättväckta känsla av rädsla, likväl som min egen, och jag känner mig mer som en vårdnadshavare än någonsin. Jag får höra av människor som fortfarande känner honom att han har lyckats radera ut sin rädsla ur sig själv. Då lyckades även jag sluta med att skrämma honom och mina egna inre delar med mina egna skräckfantasier. Känslan finns dock kvar inne i mitt eget system, det som nästan alla delar instinktivt vet, nämligen att allt är farligt. Att det överallt finns katastrofer man inte ens kan gissa sig till. Jag kan inte släppa tanken på att jag har format honom till att bli någon annan. Att han har kommit ifrån sitt sätt att vara men drabbats av ännu större problem. Att hans finhet, hans känslosamhet, hans innerlighet var en trigger för mig. Ibland tänker jag att vi verkligen bar på gemensamma traumatiska upplevelser av kaos, som blossade upp med oförminskad styrka så fort våra ögon möttes, men den tanken känns som en dissociation. Mer troligt har jag själv ett bestraffningssystem, en del som antingen är mycket rädd, känner mycket vanmakt, eller som tycker om att skrämma andra inre delar. Det kändes som att vi var två människor som aldrig någonsin kunde söka tröst i varandra. Som aldrig kunde sitta mitt emot varandra över ett middagsbord och inte känna att livet är en enda ändlös väg av ogripbara katastrofer. Katastrofer som varken går att överblicka eller genomleva. Att vi aldrig kunde vila i varandra. Och ändå är han den människa jag träffat som jag själv känt mig som närmast.

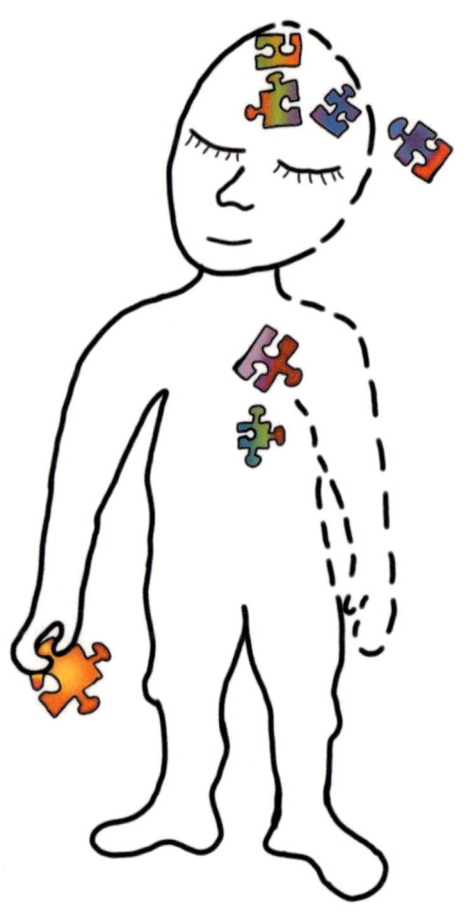

Närvarande delar i oviss form
ek

Att acceptera en dag

ek

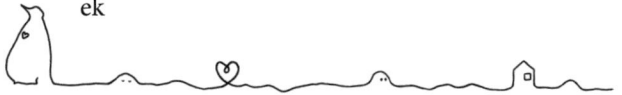

Du som läsare får helt enkelt acceptera att ordet "acceptera" används oacceptabelt många gånger i den här texten. Olika delar har varit med och skrivit. Det kanske inte märks i texten men det är sant ändå. Benämningar som "jag", "vi" och "andra delar" blandas och ibland kanske det är svårt att hänga med och precis så kan det vara. Svårt att hänga med, svårt att orka med. Försöker att inte tvinga fram ett konsekvent sätt att benämna eftersom det inte upplevs konsekvent.

Morgon.

Okej, acceptans. Idag skulle jag ha extra stödsamtal för att det är ett glapp mellan två psykologer just nu. Dagens samtal är inställt. Jag accepterar att det är inställt på grund av sjukdom. Jag accepterar att det är tufft för att jag verkligen behövde stödet. Jag accepterar att olika delar av mig, eller andra dissociativa delar i systemet, försöker lösa situationen på olika sätt.

Jag accepterar att det är svårt att navigera i det eftersom olika delar tycker att helt olika sätt är rätt. Allt från att försöka vara snäll mot sig själv, söka annat stöd och sänka krav till att pusha sig till orimligheter och helst ta livet av oss. Jag accepterar att det finns en orimlig plan i min kalender som jag inte förmår stryka. Den

77

kom till direkt när avbokningen kom på sms. Jag accepterar också att jag redan formulerat, men inte skickat, ett mail till min andra stödperson som något slags rop på hjälp. Accepterar att jag är orolig för att inte få hjälpsamt svar och att det skulle lämna mig ännu mer sårbar. Accepterar att jag inte klarar att skicka det nu. Någon del MÅSTE känna att vi tar kontroll över situationen först! Så jag accepterar att delen som försöker be om hjälp får vänta. Kanske går det senare när någon kontroll-freak-del har fått freaka ur lite.

Lunch.

Accepterar att jag har en ätstörning som gör att jag fattar vissa beslut. Jag accepterar också att det ibland är jättesvårt att ens veta vilka beslut som styrs av den och vilka som styrs av annat. Och kanske svårast av allt är att veta vad som skulle bli kvar om ätstörningen skulle försvinna efter att ha levt med den i olika former i ungefär 28 år. En sak som är svår att acceptera är att det inte finns tillgänglig behandling där både ätstörningen och allt annat som också är traumarelaterat kan hanteras. Det är svårt att inte få panik och vilja dö när jag försöker acceptera det.

Tillbaka till här och nu. Jag accepterar att jag inte orkar hantera eller processa så mycket annat än den här dagen. Så jag accepterar att jag fortsätter ta till mina ohållbara strategier för att ta mig igenom dagen.

Jag accepterar att jag fortfarande inte klarar att ringa eller maila min andra stödperson för att eventuellt få stöd.

Tidig eftermiddag.

Det är nu jag accepterar att en destruktiv del i systemet gjorde en massa saker som ingen del orkade egentligen. Samtidigt mailade en annan del den andra stödpersonen. Och nu måste jag acceptera att det mailet i sin tur triggar de destruktiva delarna till att göra mer saker vi inte orkar för att kompensera för att vi bett om hjälp. Eller gör jag det? Orkar jag ens acceptera det här?

Accepterar att det inte går att läsa igenom det som skrivits hittills idag för att det absolut inte var jag som började skriva. Vet att vi håller på med en text om acceptans. Jag accepterar att någon/några andra skrivit men orkar inte läsa och hantera det de skrivit. Jag accepterar att jag får ta vid och försöker göra något av det jag vet och minns. Wish me luck!

Sen eftermiddag.

Fick ett hjälpsamt, omtänksamt svar från stödpersonen och accepterar att hjälpen gör det uthärdligt men inte mer. Kampen måste fortsätta. Accepterar att där jag är nu behöver jag kämpa varje dag för att orka vidare. Det finns hela tiden delar som vill avsluta, fly eller slippa allt.

Ska inte acceptans leda till att det ibland känns lugnt och vilsamt eller nåt? Accepterar att jag måste gå och gå och aldrig komma till... eller ibland kommer jag ju fram till dörren. Det är jobbigt med dörrar också. Allt är jobbigt just nu.

Kväll.

Accepterar att jag fortsätter finnas nu ikväll. Accepterar att delar är mycket besvikna. Accepterar att en del till och med utsatt oss för ett ganska riskfyllt beteende. Accepterar att den delen inte orkar. Accepterar att det är riktigt svårt att samsas när många delar inte ens känner till det dissociativa systemet. Accepterar att det stöd som fanns idag var jätteviktigt och räckte till att kroppen, delarna, systemet får fler chanser. Accepterar att det finns delar som har mer att skriva här men att jag inte orkar mer idag.

Accepterar. Vet inte vad det leder till, alls. Accepterar det också. I evighet? Amen?

Kröna mitt komplex

Achillea Dahl

*Dörren står öppen. Hon har ställt sig i öppningen.
Når knappt upp till handtaget. Frågvis. Tvekande.
Armen uppsträckt mot himlen som att hon hade
en fråga. Ville säga något. Det ljusa håret är ruf-
sigt. Ögonen är stora. De tittar djupt in i kameran
och ser bortom vad andra ser. Hon bär på något
som inte går att skåda med blotta ögat. Men det
påverkar allt hon är. Allt i rummet är lätt, men
hon är tung. Allt i omgivningen är fint, men hon
är ful.*

Från dörröppningen till idag har tiden sprungit
och samtidigt stått helt still. Länge var jag över-
tygad om att lösningen låg i att aldrig återvända
till dörren. Till hon som stod där. Jag lämnade
mig själv på en plats i ovisshet och ensamhet
och såg det som min räddning. Det gjorde mig
halv, såklart. Jag var fortfarande lika trasig även
om jag försökte verka oberörd av mitt förflutna.
Som att det inte spelade någon roll att jag bli-
vit skadad, skändad, skammad. Som att det inte
påverkade den jag var och allt jag ville vara. Så
länge, för länge, alldeles för länge avsade jag mig
mitt band till mitt innersta barn och lät henne
stå, i början av livet, frågandes och övergiven.

Det gjorde mig inget gott. Jag som trodde
att mitt liv nu skulle kunna bli perfekt om jag
bara tog bort det fula i det, misstog mig. Allt

det äckliga, hemska, fula fanns kvar även om jag vägrade befatta mig med det. Och det spred ut sig, fläckade ner allt i min omgivning. Tills det en dag inte gick längre och jag blev tvungen att vända mig om, som vuxen, och ställa mig frågan: Vad är det jag har lämnat?

Svaret var så enkelt, svaret var så svårt. Det ska bäras. Det måste bäras. Det innersta med det yttersta och allt däremellan. Oavsett tyngd eller volym så finns det ingen annan väg framåt än att ta historien i sina armar och bära den. Ibland är den så tung att den knappt går att lyfta från marken. Ibland är den så äcklig att det inte finns någon som vill ta i den, inte ens med handskar och tång. Ibland är den så abstrakt och konstig att det är svårt att fånga upp den i famnen. Hur ska den hållas? Hur ska den omfamnas? Hur ska den transporteras? Oklarheten kring minnet kan vara svaret. Eller så är det ytterligare en fråga som bara kräver att få bli sagd. Som gör att armen hålls kvar uppe i luften tills någon frågar: Vad behöver du säga? Vad är det du vill berätta?

Skillnaden ligger där. Förändringen ligger där. Precis där. Från tystnad till att bli hörd. Från ljudlöshet till pratsamhet. Forma orden, låta dem bli till meningar, låta meningarna bli till berättelse och berättelse få bli till historia. Den historia vi alla har, skriver och bär. När vi försöker radera ut den blir vi tomma, ängsliga, ensamma. Inte bara gentemot omvärlden utan också gentemot oss själva. Hur ska vi kunna vara hela människor om vissa delar av oss förvägras sin existens? Vi är så mycket mer än det som hände oss. Vi är så mycket mer än det som andra försökte göra av oss. Så länge har jag vägrat låta mitt förflutna finnas med mig. Det är dags att plocka upp det från marken. Det är dags att börja bära.

Stackars hjärta. Stackars kära, kära hjärta. Som du klämtat, flämtat. Hämtat andan i små etapper. Slagit så många slag i minuten att ingen kunde hålla räkningen. Vi visste bara att det var för många, alldeles för många. Så ofta har pulsen skenat och det kära organet har fått stå givakt för att förse jaget med flod av rött.

Stackars kropp. Stackars arma, arma kropp. Vad har du fått stå ut med? Kan du fortfarande hålla dig upprätt trots att allting i ditt liv har velat se dig på knä? Du lämnar blodspår efter dig. Ditt ansikte vittnar om andra människors grymhet. Ondskan som kan vara så subtil som att passera en gräns. Ta ett initiativ. Strunta i konsekvenserna. Nu är du klädd i sårets tunga börda. Och du läcker överallt.

Stackars själ. Stackars lilla, lilla själ. Så mycket inombords skulle göra dig illa. Det skulle slå rot i ditt innersta och göra om hela din syn på dig själv. Det skulle inte bli ett lätt liv. Inga odds i din riktning. Alla vindar åt fel håll. Insidan skulle stå i brand och du skulle inte veta hur man släcker den branden. Inte heller hur man slutar tända nya. För vanan blev din vän och vanan var granne med katastrof och helvete.

Stackars liv. Stackars älskade, älskade liv. På jorden blev du satt och sedan blev allt taget ifrån dig. Det som skulle bli en oas av lekfullhet och nyfikenhet förvandlades snabbt till en mardröm. För tidigt, för tidigt, alldeles för tidigt byttes skimmer ut mot skam, guld ut mot skuld. Du skulle få upptäcka livet på ditt villkor och det stals ifrån dig.

Nu är tid att stjäla det tillbaka.

Så jag gick tillbaka dit. Till dörren. Ställde mig i samma öppning. Fattade tag om den tunna lilla armen som hölls rätt upp och sa "du kan ta ner den nu". Jag satte mig för att lyssna. Och inte bara lyssna, utan också höra på vad hon har att säga. Hon som en gång var jag. Det gick trögt. Såklart. Efter år och år och år och år och år av tystnad är det svårt att bryta och göra annorlunda. Rädslan för konsekvenserna finns där och vissa saker är så svåra att formulera att orden inte räcker till. Dessutom är språket undermåligt när det kommer till att beskriva lidande. Det går aldrig att komma i närheten av kärnan i upplevelsen när vi berättar om den efteråt. Inga verb, adjektiv eller substantiv gör den rättvisa. Men nu ska hon ändå försöka.

I början kommer ingenting annat än vätska och långsamt dränker hon min tröja med tårar samtidigt som hon kallar sig själv för Monster. Min omfamning blir varligare. Ömmare. Som om jag skulle kunna stryka bort självhatet. Det funkar inte. Men jag vill så gärna och styrker lite hårdare längs med ryggen och lägger handen försiktigt över huvudet och klappar.

Hela hennes kropp skakar. Skälver. Det är för att rötterna inuti henne förflyttas. Hon gör någonting nytt nu, något hon aldrig trodde att hon skulle göra. Det sätter hela hennes väsen i gungning och hon måste hålla i sig för att inte ramla omkull. Tyngden av bördan får henne på fall. Ett evigt straffande mot en människa som bara försökte vara barn. Det gör så fruktansvärt ont att det inte finns ord för det. Inga meningar kan klä denna sorg och förtvivlan i sina rätta namn. Men det behöver hon inte. Det syns i hela hennes kroppsspråk. Går att höra i det jämmer som lämnar hennes strupe, går att tyda i den flod som forsar ner för hennes kinder. Det krampaktiga taget hon har om min arm, som en desperat vädjan att bli räddad.

Lägg fram det här, säger jag. Berätta vad du sitter med. Berätta vad du går med. Tala om för mig hur dina tankar passerar ditt medvetande så jag kan hjälpa dig att sortera dem. Var ärlig med dina demoner. För fram dem i ljuset så vi kan titta på dem tillsammans. Röra vid dem. Lyssna på dem. För att sedan sålla det de säger. Förstå att allt inte är sant bara för att det sagts upprepade gånger vid upprepade tillfällen. Inse att den hemska synen på jaget är placerat där av andra. De riktiga monstren. Jag vill hjälpa dig att bära det här. Vi kommer att kunna bära det tillsammans.

Hennes dömande är så dömande att det skulle få vilken människa som helst att vilja

85

kasta sig ner för ett stup, lägga sig på ett spår, hänga sig i taket, skära sönder sina handleder, fylla kroppen med substanser. Så mycket hat ryms i liten kropp. Inte många år har gått från att ljuset sågs för första gången och ändå vill hon släcka ner det för alltid. Är övertygad om att livet inte är för henne och hon kommer aldrig kunna bli någonting annat än det Monster hon kallar sig själv för.

Jag ser allt det. Vet att det finns en röst som skriker så högt där inne. Därför betonar jag varje ord, pratar så tydligt och långsamt jag bara kan: *Du är inte ensam. Jag kommer hjälpa dig igenom det här. Du kommer klara det. Det du tänker om dig själv är inte sant och jag kommer få dig att förstå det. Det kommer att komma en tid då det är över. Jag lovar dig.*
Det får henne att växa.
Samtidigt som Monstret krymper.

Läkande är inte en linjär process. Tyvärr. Det finns så mycket olika nyanser och skiftningar när man försöker binda samman sina delar. Vissa tårar behöver gråtas flera gånger, vissa sorger behöver sörjas om och om igen, vissa händelser är så mörka att det tar år innan ljuset kan lysa på dem. Då är det lätt att vilja ge upp, strunta i allt och leva halv, eller inte leva alls. När tvivlet om morgondagen är som störst och övertygelsen om alltings jävlighet är det enda som hörs så går jag tillbaka dit och påminner mig. Jag ger mig ut på den resan, längs vägen av misär för att säga till mig själv: jag är inte kvar där. Jag säger högt: vid den skylten har du nästan svimmat av, vid det trädet har du hatat allt du är. Vid den rondellen har du velat ge upp och i det diket har du legat för att aldrig vilja ställa dig igen. På den grushögen har du gråtit dig tom, vid den muren har du lutat dig när du inte kunnat stå för egna ben. Vid den avfarten har du varit tvungen att stanna för att paniken varit för stark, för mycket, för svår. Se allt det. Kom ihåg allt det. Minnena är så tydliga att det gör ont att passera de platserna. Gör ont att påminnas och det smärtar att veta hur långt nere på botten jag har härjat. Men i det, i det jag säger nu, ligger också det viktigaste att komma ihåg:

Jag är inte kvar där. Jag ligger inte i diket, jag ligger inte tom på tårar i en grushög, jag står för egna ben bredvid muren, jag har lämnat avfarten, passerat skylten, tagit mig förbi trädet och rest mig upp från rondellen. Vid alla de tillfällena, vid exakt alla de tillfällena har det kommit något efter. Det är så viktigt att påminna mig själv om. Att alla de gångerna innehåller också gånger där jag ändå fortsatt. Orkat. Velat. Försökt. Jag har fortsatt. Exakt alla gånger har jag faktiskt fortsatt. Utan undantag. Det är ganska otroligt. Det är helt jävla otroligt.

Gå tillbaka för att komma fram
Resa ut på havet för att trygga hamn
Färdas i tiden för att nå land
Bränna minnen för att släcka brand
Dra upp maskor för att knyta band
Möta det värsta för att kunna fånga din hand.

Starten på livet var inte som den skulle vara. Och det påverkade allt efter. Precis så självklart som konsekvenser fungerar. Det är omöjligt att bli söndertrasad utan att det återfinns i kroppen, i själen, i handlingar, i livet. Det är inte där problemet ligger. Ett barn som skadas och inte läker kommer fortsätta vara skadat. På ett sätt, för alltid. Men det går också att plåstra om vissa av såren och bana en väg för framtiden. En ljusare sådan. Att gå tillbaka för att komma framåt är viktigt. För att plocka hem den man var då, med allt vad det innebär för att sedan kunna se vem man blivit idag. Se skillnaderna för vad de är. Acceptera det fruktansvärda för att kunna få fatt i det fantastiska. Förstå ursprung för att omfamna framgång.

"Kommer jag bli någonting?" En liten röst från en flicka i en dörröppning. Så frågande och undrande. Du vet inte om det nu. Men en dag, en dag långt ifrån allt det här du går igenom just nu kommer allting vara annorlunda. Långt ifrån all smärta, alla tårar, all panik, all förvirring, skam och skuld. En dag så långt borta att du är osäker på om den ens kommer att komma. Om du kommer att vara där för att kunna uppleva den. Orkar du ens så länge? Är det värt det? Finns det en framtid utan mörker? Ja, den dagen kommer. Det kommer att komma en dag när du bär dig själv, med allt du är och varit med om, ovanför dig, gestaltat som en krona. På daglig basis kommer du att ta på dig allt det hemska, allt det fruktansvärda, all terror och all misär som om det vore det vackraste du ägde. Det kommer fortfarande vara lika fult, men du kommer att göra det fint. Du kommer att förvandla och förvanska, förädla och försköna det du varit med om. Det är du som gör det. Inte det du varit med om. Det är inte tack vare trauman som kreativiteten lever i din kropp. Skulden har inte givit dig något fint. Skammen gjorde dig inte bättre. Allt det vackra låg i läkningen. I acceptansen. Genom att sluta förneka. Inte förvägra eller förvränga. Låta det som är få vara och sluta försöka radera det. Du kommer låta det finnas och det är din absolut största bedrift. Det kommer vara det svåraste du gjort men också det bästa. I det ögonblicket som det får finnas till kan du bli till något annat. Du släpper taget och det släpper taget om dig. Skammen bryts ner, den kan inte leva i en tillvaro av acceptans och öppenhet. Skulden förflyttas, den kan inte bäras av dig samtidigt som den tilldelas andra. Föraktet sinar, det får inte näring när kärleken sprider ut sig. Hatet spolas bort och jag vet att något kan växa där. Precis intill jävligheten och acceptansen. Mellan då och nu. Tillsammans med allt som var och allt som är. Allt det som vi bär.

Hur rak kan ryggen bli
Hur högt kan hakan nå
Hur länge innan mörkret är förbi
Hur lång tid orkar jag stå

För tårar, för smärta, för rädsla,
För hon som är liten
För mod, för styrka, för kraft,
För att kämpa men vara utsliten
För att vilja ge upp men fortsätta ändå
För att vilja falla ner men ändå fortsätta stå

Tiden är en annan nu
Tiden är kommen för att du
Ska få leka, leva, lära,
Skapa en spegelbild att kalla "kära"
Äga allt du är och äntligen kunna bära
För den eviga frågan:
Kommer jag bli någonting?
Älskade du,
- Du kommer bli en Drottning.

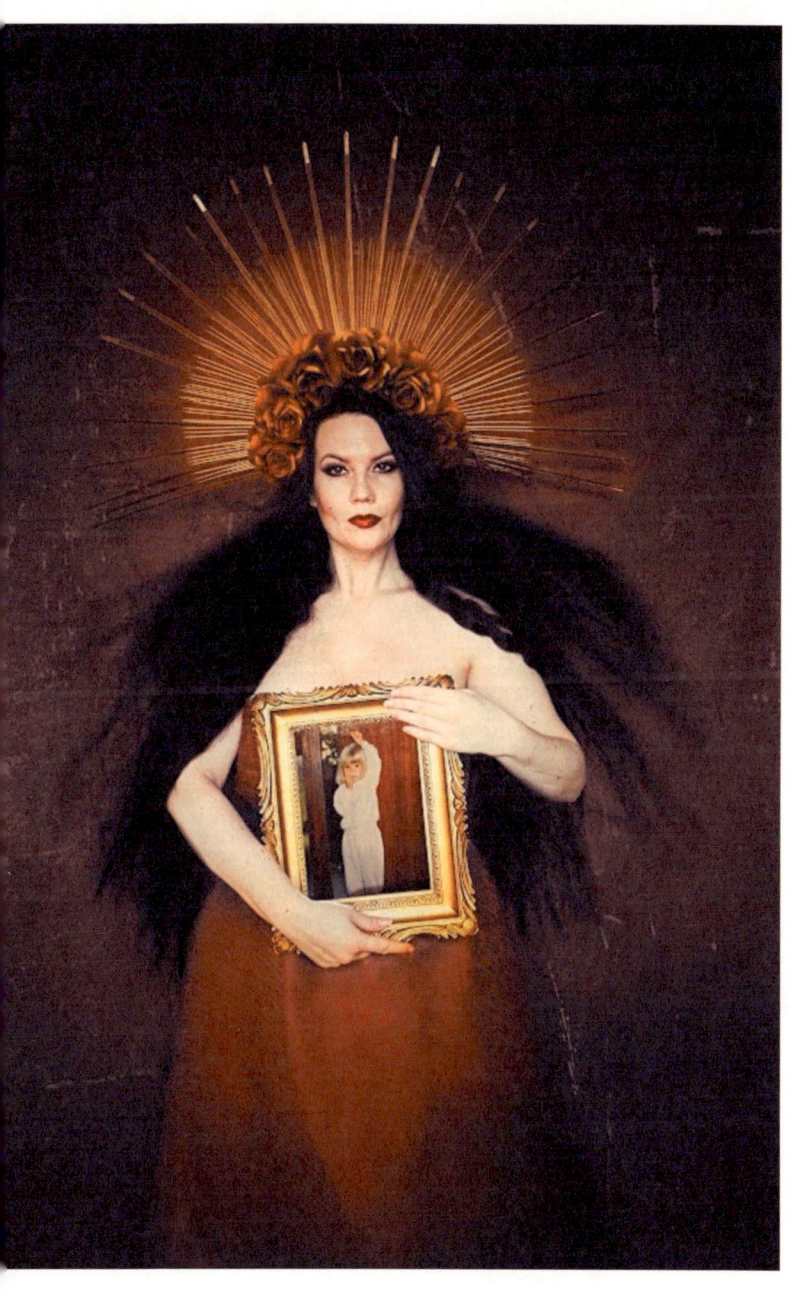

Kröna mitt komplex
Achillea Dahl

De gula stövlarna

Sagan

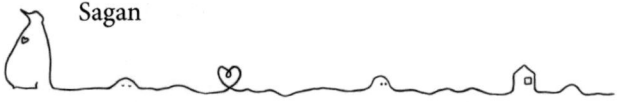

Jag tänkte skriva om acceptans, men då kom den här sagan till mig från mina självdelar. Jag hoppas att du kan släppa din mobil eller det du sysslar med och ägna dig åt sagan i lugn och ro. Glöm inte att det är en saga, och i sagor är allting möjligt.

Nu börjar sagan, säger Sagan: Det var en vacker vårmorgon och fåglarna sjöng så fint. Träden hade slagit ut sina gröna blad. I himlen fanns det många fåglar som flög och de fångade flugor till sina nyfödda ungar. Om du tittar upp, säger Sagan, ser du ett litet fågelbo med ungar. Där fanns mycket riktigt ett bo med mjuk mossa och med dun. I boet låg tre fågelungar. Nej, det måste vara fel, säger Sagan. Det ska vara fyra ungar i boet. Var är den minsta? Nu ser jag, det är faktiskt fyra ungar i boet. Först syntes inte den minsta. Nu undrar du säkert varför. Det ska jag berätta för dig, säger Sagan. Den lilla fågeln hade råkat ut för hemskheter under sin korta uppväxt. Därför var fågelungen så liten. Du kanske undrar vad den hade råkat ut för, men i sagor behöver man inte förklara allt. Därför är det bra med sagor.

Efter en tid var det dags för de små fågelungarna att öva upp sina vingar. De fick se på föräldrarna som flaxade och visade hur man

92

skulle göra för att kunna flyga. Tre stolta ungar flaxade och stärkte sina vingar. Den lilla fågeln kunde inte flaxa med sina små vingar. Den kunde inte röra dem alls. Du vet nog varför det inte gick för den lilla fågeln, men den lilla fågeln tänkte: Det är nog fel på mig. Det gick ett tag. Den lilla fågeln såg sina syskon och föräldrar flyga i väg upp i skyn, till värmare länder.

Nu var den lilla fågeln ensam i boet. Det kändes konstigt att vara helt ensam och bara titta på fåglarna som flög. Den lilla fågeln tänkte: Vad gör jag nu? Mina vingar fungerar inte och det finns ingen som kan hjälpa mig. Nu kanske du tror att den lilla fågeln grät, säger Sagan. Men det kunde den inte. Den hade blivit en vuxen fågel och den tänkte: Det är mitt fel att jag inte kan flyga, så jag måste kämpa. Som tur var hade den kämpastyrka och till med lite mod. Fågeln tänkte: Jag kan inte flyga, men jag kan hoppa. Så då gjorde den det.

Nu kan man tänka att den lilla fågeln dog. Men som tur är så kan allt hända i sagor, säger Sagan. Den lilla fågeln klarade sig, och det hände något med henne. Hon slutade att vara bara en liten fågel, och blev Lilla fågel. Hon glömde att hon inte kunde flyga. Alla andra fåglar såg förstås att hon inte kunde flyga. De andra tyckte att Lilla fågel var konstig. Lilla fågel kämpade, hon jobbade och fick familj. Trots att det var svårt lyckades Lilla fågel jobba med att leta maskar till ett fågeldagis. Lilla fågel visste att det var något som var fel på henne, men visste inte vad. Hon fick ungar som växte upp, men de var inte bra

93

flygare eftersom bara en fågelförälder hade lärt dem, Lilla fågel kunde ju inte hjälpa till med det. Tiden gick och Lilla fågel blev äldre. Till slut orkade Lilla fågel inte kämpa mera. Lilla fågel visste nu att det var något som var fel i kroppen. Sagan säger: Du kommer nog ihåg att detta är en saga, så jag behöver inte förklara allt kring Lilla fågel. Lilla fågel låg i en vattenpöl av lera och väntade på att hjärtat skulle sluta slå. Regnet öste ner, pölen blev djupare. Det blev sent på hösten. Träden hade tappat alla löven och igelkotten hade gått i ide.

Lilla fågel tänkte: Nu tar jag mina sista andetag. När Lilla fågel trodde att hon var död såg hon två gula stövlar. Plötsligt var det någon som tog upp Lilla fågel och värmde henne vid sitt hjärta. Det var en liten flicka i gul regnjacka och gula stövlar som hade hittat Lilla fågel. Flickan värmde Lilla fågel med sin omsorg och tog med henne hem till sig. Hon fick bo på vinden. Flickan gav fågeln mat, vatten och värme. Men det bästa var att flickan brydde sig om henne. De allra bästa dagarna var när flickan tog Lilla fågel i sina händer och sprang med henne på de gröna sommarängarna. Lilla fågel kände sig så glad och fri då. Det var nästan som om hon flög, när hon låg där i flickans hand. Hon ville aldrig att flickan skulle sluta.

Åren gick. Den lilla flickan blev större och hade inte längre tid med Lilla fågel. Lilla fågel hade mat, vatten och värme, men saknade flygturerna på ängen. Sagan säger: Jag vet inte hur det kunde bli så. Ibland kom en liten mus till

94

Lilla fågel och de gick på promenad tillsammans, men det var inte som det varit tidigare tillsammans med den lilla flickan.

En dag låg Lilla fågel på vinden och tänkte på sitt liv. Hon tänkte på när flickan hållit henne i sina händer och hon känt den ljuva vinden i sina fjädrar. Då hade Lilla fågel känt att hon levde och kunde flyga. Plötsligt kom Lilla fågel på att det hemska som hände när hon var en fågelunge inte var hennes eget fel utan berodde på andra större fåglar. Lilla fågel sa högt: Nu är jag en vuxen fågel. Jag duger som jag är. Hon kände stor trygghet och ett stort lugn inom sig. Hon tänkte: Jag duger fast jag inte kan flyga. Jag är bra fågel ändå. Nu kunde man tro att Lilla fågel hade hittat acceptans i sitt liv. Men det här är en saga och Lilla fågel kunde inte ett så fint ord.

Vinden var så varm och sval som bara en vind kan vara en sommardag. På vinden låg Lilla fågel som hade somnat in. Fågeln hade ett leende på sin näbb... Stopp! Stopp! Stopp! Så här kan vi inte sluta en saga, ropar Sagan upprört. Sagan berättar: Nästa dag vaknade Lilla fågel med stor energi och livsglädje. Vem vet, den kanske till och med kunde flyga. Men i så fall är det ju en annan saga.

Snipp, snapp, snut, så var sagan slut.

Tack, för att jag och alla mina självdelar fått skriva i antologierna i hela fem år. Där har vi

95

kunnat berätta om vår uppväxt och om arbete, familj och barn på olika sätt. Allt handlar om att ha DID och hur det påverkat och påverkar mig. Och om att ha terapi och vad som händer när man slutar. Genom att skriva så har jag också lärt mig om själv. Självklart har också andras berättelser gett mig mycket.

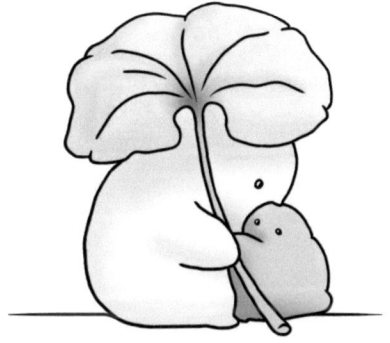

Återhämtning och självomhänder-tagande

Jag försöker

Carolyn Pasalska

En länk mellan mig och mig själv. En länk mellan något inom mig och min hjärna är det jag försöker åstadkomma. En koppling, mellan ett minne kanske, eller en klump med känslor. Jag försöker koppla ihop mig själv, hitta länkar, behålla de länkar jag tycker om. Jag vill bygga ihop mig själv, men kan det ske med endast de bra delarna av mig? Jag hoppas det. Jag är trött, och lite länklös. Jag känner mig inte förankrad i det som händer runt omkring mig, eller i tiden, jag känner mig inte kopplad till min hjärna. Vad är jag om jag inte är min hjärna? Vem är jag varje dag om det finns flera jag? Vem är det alla ser, och hur får jag ihop dem? Hur får jag ihop mig, hur länkar jag samman allt så att jag håller i alla trådar samtidigt och så att det är en person som håller i dem?

Återhämta vad?

ek

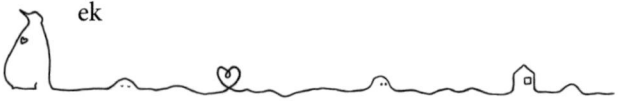

Så föddes hon.
Hon åt och sov.
De bytte blöjor och vaktade.
De drog säkert in bebisdoft och klappade.

Hon skrek och rörde på sig.
De snöt och tvättade.
De kanske lockade fram leenden och erbjöd
saker som gick att greppa.

Hon såg.
De bar och stöttade.
De visade på ljus och mörker som framkallade
reaktioner.

Hon hörde och kände.
De klädde på och av.
I bästa fall sjöng de och vaggade.

Därefter finns inget värt att återhämta.
Allt senare är byggt med splittrade, instabila
byggstenar.
Det som kan se bra ut på ytan är ihåligt.
Det som visas fram har en outhärdlig baksida.

Så var ska jag hämta något? Vad är det som ska
komma åter?

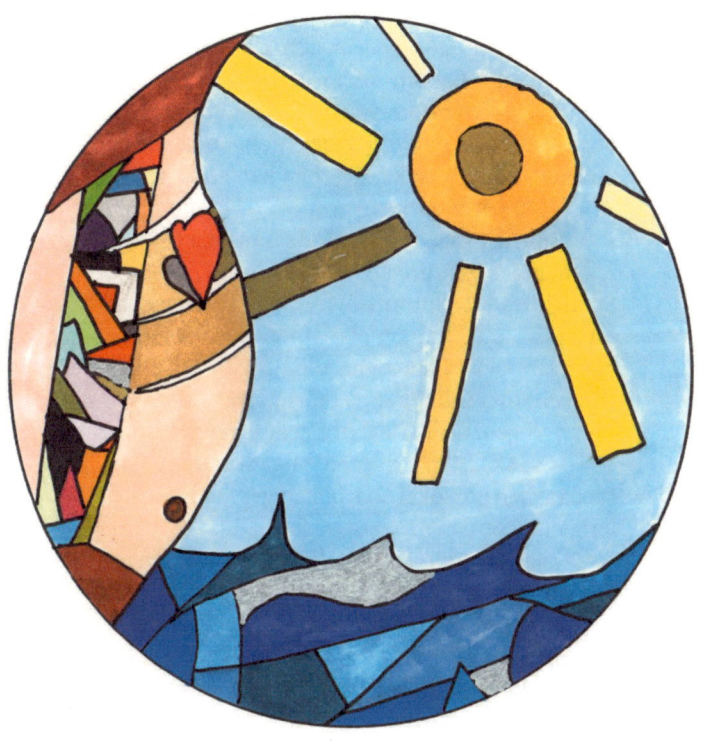

En fisk i havet
Alice M.

Tjoffe

Sam

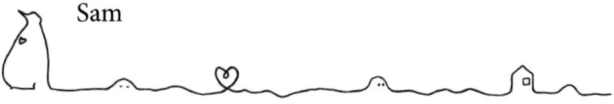

– ...tre, två, ett, nu kommer jag!

Nedräkningen är slut och alla har försökt gömma sig. Bakom blöta tallstammar, smågranar, klätterställningen och stenbumlingen. Stora har klämt in sig i den gungande bruna björnen. Lilla ropar så högt han kan en gång till.

– Nu kommer jag!

Björnen vaggar knarrande från sida till sida i den grå skymningen, gömstället är avslöjat. Små glittrande gummistövlar rusar fram genom löv, jord och vattenpölar mot den svajande björnkroppen. Lilla tjoar med förtjusning när han ser Stora inknölad på björngolvet.

– Tagen, tagen, tagen! Du är tagen!

– Tänk att du hittade mig, skrattar Stora medan hen försöker åla baklänges ut mot den leriga marken.

– Jag tog dig, jag tog dig! ropar Lilla ivrigt och hoppar upp och ner.

– Ja, du tog mig! Ska vi leta efter de andra?

– Ja, det gör vi!

De letar tillsammans och de glada skratten studsar under gatlyktorna och upp mot stjärnorna. Mörkret bäddar in lekplatsen och får resten av staden att försvinna, hela deras värld ryms där i det gula skenet. Andfådda av bus i kroppen yr de runt tills alla blivit återfunna. Av deras andetag bildas knappt synbara rökmoln

104

som rinner upp i himlen. När de vänder ansiktena efter röken kittlar duggregnet mjukt på kinderna och ögonlocken. Det luktar höst.

– Nu leker vi igen men nu har vi ett tjoffe, ropar Lilla från andra sidan sandlådan.

– Vad är det du säger att vi skulle ha? frågar Stora.

– Ett tjoffe! skriker Lilla högre.

– Vad är soffe för något?

– Ett tjoffe, jag säger att vi ska ha ett TJOFFE!

– Det har jag aldrig hört talas om, vad betyder det? undrar Stora förvirrat.

Lilla drar efter andan för att få plats med alla orden.

– Jag kan förklara för dig vad ett tjoffe är. Om jag tjoffar till exempel den här stora stenen kan ingen ta oss där. Så länge jag nuddar tjoffet så kan ingen ta mig och ingen som jagar får komma in där. Förstår du då?

– Vad himla bra det låter! Är det alltså som en fristad?

– Ja, precis, det är som en fristad och nu tjoffar jag kojan.

Lilla far iväg i full fart till trädkojan för att försiktigt klättra uppåt på den hala stegen. Galonkläderna ålar sig över plankorna och snart tittar Lilla glatt ut från en glugg högre upp i kojan och hojtar livligt.

– Ingen kan ta mig, för nu är det här tjoffe!

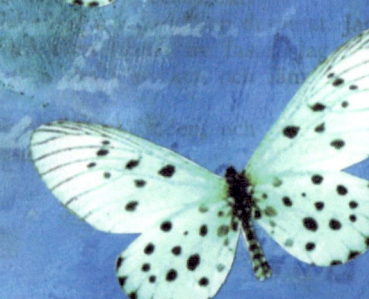

Be gentle
with yourself

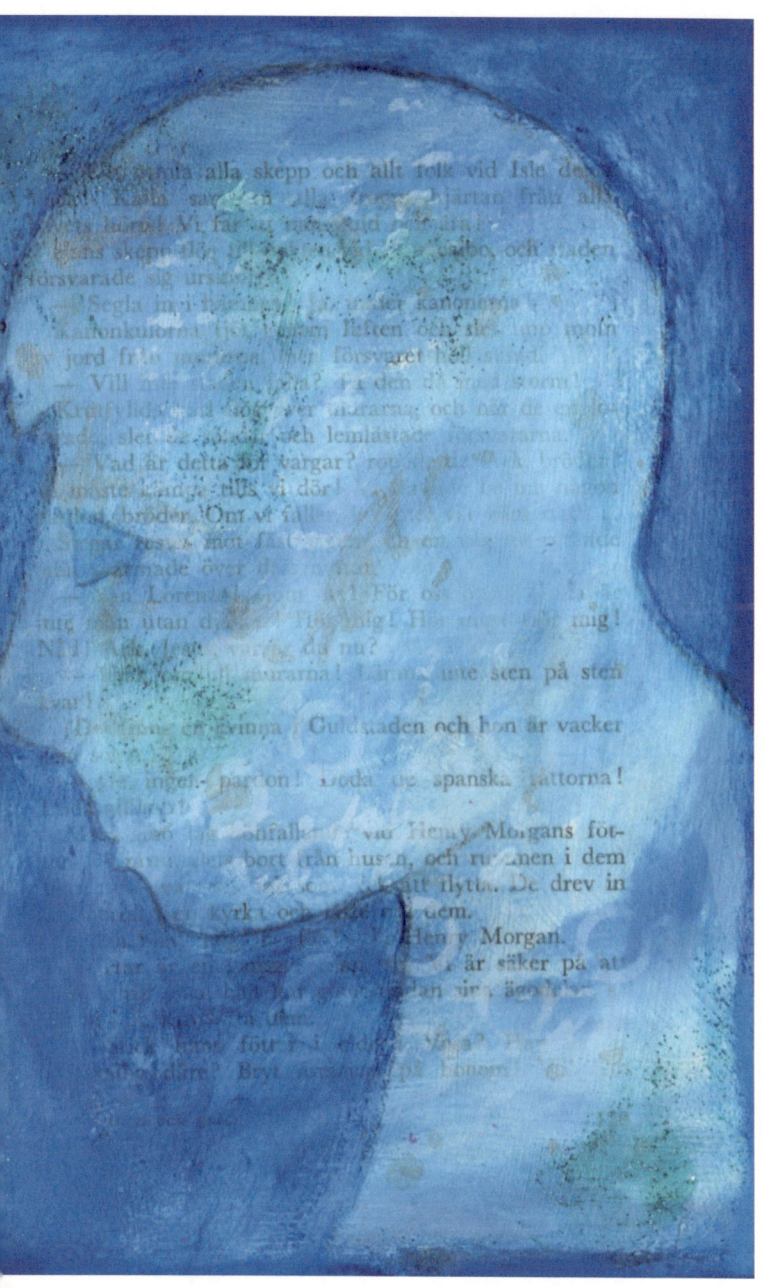

Var varsam med dig själv Liv

att finnas

Liv

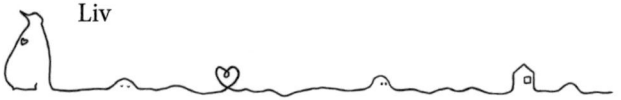

att vara
att finnas
i det som varit
och det som är
leva i verkligheten
leva med konsekvenserna

försöka ta hand om
mig själv
alla delar
för vi har bara oss själva
det är det enda som går att lita på

göra snälla saker
som vi tycker om och mår bra av
måla och pyssla
se en mysig film
gosedjur av olika slag
mjuka filtar
mjuka kläder

tillåta alla att finnas
försöka se det fina i alla delar
vi är unika
vi är fantastiska
trots det dåliga som orsakade att alla finns

med åren har vi lärt oss bättre
vad som funkar
vad vi behöver
och vi gör vårt bästa
för att vara snälla
ta hand om
oss

göra allt det
som de inte gjorde
de som borde tagit hand om oss då

nu får vi ta hand om oss själva
och det går
det är okej
även om vi önskade
att vi inte behövde klara allt själva

Här är det tryggt

Linnéa Regnlund

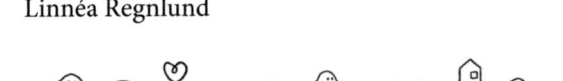

Vissa saker är så svåra att beskriva. Ibland vet jag inte ens hur jag hamnade här, bara att det är något grundläggande nu. Jag blev så trött på att vara i krig med mig själv, så jag vägrar. Det är inte vapenvila, en tillfällig respit. Det är fred.

Jag vägrar att skuldbelägga mig, hela tiden berätta för mig att jag är dålig och att nästan allt jag gör är fel. Vägrar trycka ner mig. Vägrar behandlingsmetoder som till exempel går ut på att tänka på min smärta som ett monster jag måste kämpa mot, eftersom det kräver av mig att jag ligger i konflikt med mig själv. För ja, kroppen är också jag, även när den gör ont. Hela jag är jag. Jag vägrar de strategier och tolkningar som kräver att jag lägger skuld på mig själv, förtrycker och nedvärderar mig. Vägrar krig.

Jag vill inte tvinga mig att göra saker jag inte orkar eller egentligen inte vill. Ibland är det nödvändigt, annars blir min tvätt inte tvättad och i perioder hade disken tagit över lägenheten. I krisfall kan jag använda mutor för att få mig att genomföra något, men jag vägrar att vara arg på mig själv för att jag inte orkar, slå på mig med inre utskällningar, piska mig till att göra det. Förut var det självklart att göra så, att använda hårda tag. Mutorna är inte riktigt bra heller, de är någon form av självmanipulation, men ibland går det inte på något annat sätt. Det viktigaste är det som kommer sen. Resten. Att det finns omsorg om mig. Har det varit en svår dag kan jag behöva bädda ner mig med en extra mjuk filt. Inte som en belöning för att jag klarade det eller som en muta för att jag ska pressa mig nästa dag också. Mer som ett förlåt. Som att säga till mig att jag vet att det är jobbigt nu, ibland är det för mycket, men det här är i alla fall mjukt. Här är en lugn film, nu får jag vila.

Jag tror mycket på självsnällhet, men det är ju inte bara att börja. Det är inte bara att sluta fred. Det hände så mycket innan det, det var en lång väg. Jag vet knappt hur det blev möjligt att vända på det som var. Det var inte bara att jag tröttnade. Det var terapi och anknytning, tro och att våga finnas i relationer. Att våga lita på att livet kunde vara mitt, att jag hade rätt att finnas, att jag har ett värde. Att det faktiskt är fel att behandla mig dåligt, också om det är jag själv som gör det. Jag orkar inte hitta alla trådar i mig som visar hur vägen såg ut, hur det gick till att nå fram till freden. Min väg är ändå inte samma som någon annans. Den kanske aldrig är enkel, och det är inte bara att bestämma sig för att ta hand om sig. Allt är så komplext. Men jag vill säga att man kan sluta fred. Kriget måste inte vara evigt. Det kan ta slut.

Ibland tänker jag att hela samhället är så sjukt. Man får inte vara nöjd, man räcker aldrig, inte ens om man har karriär, jobb, barn, tränar, lever upp till normerna. Budskapet är att man aldrig får tycka att man är ok. Det är

111

aldrig tillräckligt, eller så slår det över och blir för mycket. Man får inte vara nöjd med sig. Det är aldrig lagom och rätt. Det är omöjligt att nå dit. Det kan vara mycket provocerande att tycka om sig. Även inne i sig själv kan man ha motstånd. Det man har med sig från trauman flätas samman med världens orimlighet och gör att det kan bli helt förbjudet att bara låta sig finnas. Otänkbart att säga nej, det där går jag inte med på. Att sätta sina egna regler, strunta i normerna och världen. Att bara bestämma att så vill jag inte ha det, jag vill inte vara i krig med mig.

Men man får göra det, säga nej. Det är väl det jag försöker säga. Kanske det inte går nu, det kanske är en lång och snårig väg kvar. Förmodligen är det en massa snubblande och vinglande på den där vägen, men till slut kan det vara möjligt att komma till en punkt där du bara säger nej. När du säger till dig själv att nu är jag trött på att slåss mot mig själv. Nu vill jag inte mer. Och så kan man sluta. Det kan bli så, att man faktiskt kan.

Inte som en belöning för att man äntligen blivit perfekt eller lagom, inte som en muta, inte som en manipulation, inte för något sånt. Bara för att man känner att nej, det är inte rättvist av mig själv att förtrycka mig. Jag är inte värd det. Det byggde på saker som var fel.

Jag var aldrig värd allt mitt nedvärderande av mig själv, alla elaka tankar, hårda ord, utskällningar och försök att få mig att bli normal. Jag var aldrig värd mitt hat. Jag skiter i om jag är normal nu, jag vill mest bara ha fred.

Det är inte som att det löser allt, men det spelar roll. Att vara på min egen sida, vara rädd om mig. Visa mig omsorg. Det är inte som att ett fotbad är mycket till hjälp om Försäkringskassan bestämt sig för att jag inte ska ha någon inkomst, men det gör skillnad. Det visar mig att här är det tryggt. I mig. Här behöver jag inte vara rädd, och jag måste inte slåss eller kämpa. Med mig kan jag vara lugn. Jag försöker hitta omsorg och snällhet, det som är mjukt och varmt och lindrar något, även om det bara är väldigt lite. De saker som känns som en viskning till mig själv, en viskning som säger de viktigaste sakerna, ger mig mitt värde.

Det viktigaste är kanske att jag försöker prata med mig själv på ett annat sätt, hitta min mjuka röst, resonera, vara snäll, förstående. Bekräfta, validera. Inte skrika och anklaga, håna och vara elak. Försöker vara ärlig och lägga saker på rätt ställe. Inte vända allt mot mig själv. Kanske måste jag kämpa utåt, kanske måste jag göra saker fast jag inte orkar. Det går inte att ändra på hela världen, även om man vill. Men det har betydelse att det finns någon som säger förlåt när det blivit för mycket. Försöker förklara varför det blev som det blev och att det inte ska vara för evigt. Någon som letar upp det som i stunden kan kännas mjukt. Som sätter på en låt som känns som tröst när det egentligen inte går att orka. Lagar den snällaste maten, gör stora koppar te. Har den förstående rösten, den mjuka.

Det räcker inte hela vägen, men det spelar roll att kriget bara är utanför, om det nu alls är något krig. Ibland är det ju faktiskt lugnt utanför också. Allt är inte kamp. Ibland funkar livet. Men oavsett hur det är utanför mig är jag värd min omsorg, min värme, att veta att jag har mig på min sida. Jag måste inte klara saker. Det handlar inte om att förtjäna. Det handlar om att jag finns. Det räcker för att vara värd min omsorg.

Jag och Jag

Sam

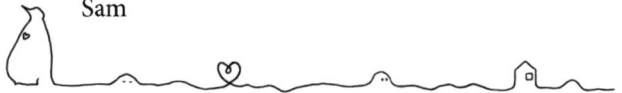

Jag har följe med en ensam stjärna på den mörkblå himlen när jag skidar in mellan de stora gamla granarna. Träden sträcker sig högt över mig och kupar en väg åt mig att följa. Tänk att jag får vara kropp på det här viset, med tusentals funktioner som samverkar. Att kunna hasa fram på vattenkristaller som har brett ut sig lager för lager, mjuka vågor, små krusningar och dov tystnad.

Två svartklädda elitåkare susar förbi och jag märker dem först när de är precis bredvid mig. I mina ögon ser de snälla ut, de pratar förtroligt med varandra. De försvinner snabbt framför mig och deras röster sväljs av snön. Jag är lättad över att jag inte blev skrämd när de plötsligt dök upp bakifrån, förut hoppade alltid kroppen till. Jag fortsätter lunka framåt, höger, vänster, höger, vänster.

Från ingenstans kommer ett slag mot mitt bakhuvud. Någon sliter tag i min jacka, trycker ner mig mot marken och fortsätter slå mot mig.

– Hjälp! Sluta!

Jag letar panikartat efter andetag, jag behöver luft. Jag kämpar med att hinna ifatt vad som händer. Min hand når en tallstam och genom vanten känns den skrovliga krokodilbarken.

– Jag har en flashback. Jag blir inte slagen nu, viskar jag till mig själv.

Det är en invecklad historia med kropp och rum. Världarna flätas ihop, några sekunder skog, några sekunder slag. Jag är stel som en pinne och skidåkningen har blåst bort. Slagen bara fortsätter och jag vet inte vad jag ska ta mig till. Tårar börjar leta sig fram.

– Snälla hjälp mig någon!

Det är alldeles tyst och stilla. Även träden, som är inbäddade i tjocka snötäcken, sover så djupt att de inte hör. Livet känns alldeles för stort och ensamt, kanske håller jag på att glida av jordklotet och förloras ut i universum. Jag orkar inte vara ensam med en historia jag inte känner till. Samtidigt känner jag något nytt formas inuti.

– Varför finns det ingen som kan trösta mig?

– Jag kan trösta mig, överraskar jag mig själv med att säga.

– Hur skulle det gå till? undrar jag i samma stund.

– Jag tror jag lärt mig av terapeuten hur jag kan göra.

– Det låter konstigt att trösta sig själv.

– Jag vet, men tänk om det skulle funka.

Nya slag når huden, springer genom musklerna och studsar genom ljusår av nerver. Våld tar upp all plats. När det äntligen dyker upp en liten lucka lyckas några ord ta sig fram.

– Jag är rädd.

– Jag förstår verkligen det. Jag undrar hur jag bäst kan hjälpa dig?

– Jag vill inte vara ensam.

– Jag är här, känner du det?

Försiktigt närmar jag mig den slagna kroppen. Jag sätter mig på huk och försöker se om det finns allvarliga skador. Jag borstar bort snö från kragen och täpper till glipor vid vantarna och pjäxorna. Jag tar en tjock filt och sveper runt kroppen och trollar samtidigt också fram en varm kopp te som doftar kanel. Jag stryker lugnande fram och tillbaka på ryggen och önskar att allt det hemska får vara över nu.

– Det snälla får mig att vilja gråta och då kommer du inte vilja vara kvar.

– Du får må precis som du mår. Jag kan trösta dig hela ditt liv om det behövs.

– Ett helt människoliv orkar faktiskt ingen trösta någon annan.

– Jag orkar. Det betyder väldigt mycket för mig om jag får vara med dig. Det känns som att jag har ett hem när jag är med dig.

Huvudet och bröstkorgen går inte att skydda från slagen som kommer. Det enda som verkar existera är ett gällt ihållande skrik om att kroppen vill ha luft. Världen snurrar utan mig och jag vet inte längre åt vilket håll marken finns. Tårar fryser fast på kinderna och långt borta kommer en mening sakta haltandes.

– Jag vill inte att andra människor ska ha fått förstöra mitt liv.

Kroppen flyter i bottenlös sorg. I det oändligt gråa havet kommer ett litet korn av hopp virvlandes upp från djupet. Tröst verkar ha rört om i bottendyn där det legat begravt. Glittrande far det mikroskopiska kornet upp mot ytan. Allt kanske inte är förlorat.

– Ser du snön som tynger ner grenarna?

– Ja.

– Det är för att det är vinter och du är ute på skidorna.

– Jag kan inte åka skidor om pappas knytnäve kommer mot mig hela tiden.

– Det förstår jag, jag önskar jag kunde ta bort slagen.

– Jag klarar inte att åka skidor.

– Det är okej, jag stannar här med dig. Jag kommer alltid vilja hjälpa dig, särskilt extra mycket när det blir hemskt.

– Menar du att du vill stanna kvar för alltid?

– Ja, det vill jag. Jag tycker om att få vara med dig.

– Jag tycker om att du kan känna vad jag önskar mig.

Kroppen fortsätter kämpa med tornadon av tid och rum. Var på millimetern hans händer träffar. Det obegripliga att kroppen inte blöder och inte blir fasthållen, även fast det känns som det. Utsattheten när verkligheten svämmar över.

– Kan du ta bort slagen? Jag är rädd, jag vill att pappa slutar slå.

– Jag knuffar bort honom nu. Jag får honom att släppa din jacka, hans armar når inte dig längre.

– Jag vill inte bli slagen!

– Jag önskar att det aldrig fått hända. Du råkade bli skrämd av skidåkare och då hamnade

118

du i en flashback. Du har växt upp med våld och bitar av den tiden kommer hit ibland.

Kroppen sprattlar, den verkar ha klarat sig, jag verkar ha överlevt. Lungorna andas ut. Knytnävarna börjar förflytta sig bort och krymper. Det finns så mycket tid när jag aldrig fick det jag behövde. Den tiden letar kanske här efter det som saknades då.

– Jag minns inte att jag återupplevt just de här slagen innan.

– Jag tror inte det är tid som varit här förut.

Kroppen darrar, hur ska allting kunna rymmas under samma skinn.

– Det gör mig ledsen att han slog mig.

– Han gjorde saker en pappa aldrig borde gjort. Du är i säkerhet nu och jag kan ta hand om dig här.

Tallar och granar dyker upp bredvid mig igen, jag känner stjärnhimlen ovanför och andetagen följer med. Utan att veta om det har jag tagit mig uppför hela backen medan jag pratat med mig själv. Det självklara blir åter självklart. Marken bär snön, snön bär skidorna, skidorna bär mig. Kroppen är svettig och ser fram emot utförsbacke. Jag sätter av och det kittlar i magen. Den kalla luften håller vänligt om mig och ger tillbaka kroppens konturer. Fötterna dansar över små gropar och gupp. Jag girar en båge runt ett kotthav, ekorrar har haft kalas. Allt vibrerar och grenarna nära marken jublar när jag far förbi. Tyngdkraften håller mig kvar på jorden och jag sträcker ut armarna och tjuter av förtjusning.

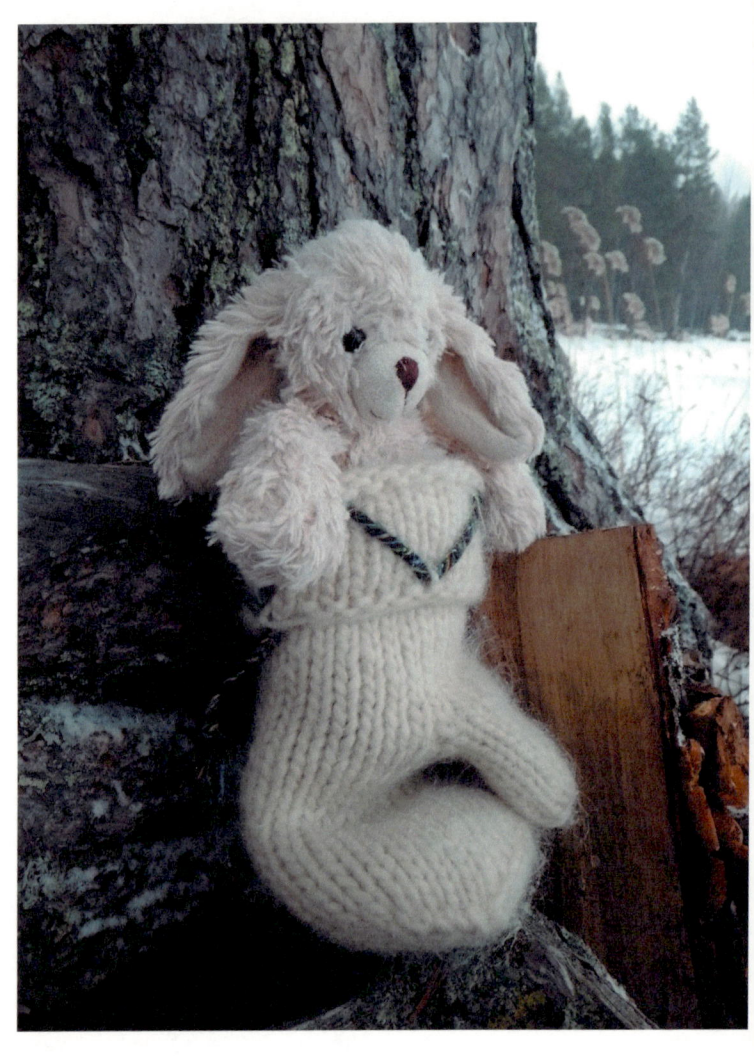

Upptäcka den snälla världen
Isa

Cheesecake med hallonsylt och snäll grädde

Alice M.

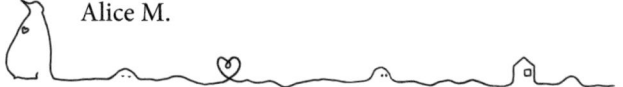

Allt som oftast känner jag mig ovärdig på alla sätt. Ovärdig medmänsklig värme, omtanke och kärlek, ovärdig självomhändertagande och självmedkänsla. Ovärdig återhämtning. Ja, även ovärdig att leva. Som liten, redan som spädbarn, fick jag lära mig att mina känslor och behov inte fick ta uttryck. Helst inte finnas alls. Jag var en kolikbebis. Skrek dag som natt. Pappa och mamma ville slänga mig i väggen. Trycka en kudde över mitt ansikte. Ge bort mig. Vad som helst bara de fick tyst på mig. Kanske helt normalt med en bebis som bara skriker, jag vet inte. Jag vet bara att jag inte fick finnas. Och att jag hade ont. Fruktansvärt ont.

Men jag fanns ändå. Och vi blev flera inuti som delade på smärtan. Vissa inombords kommer från den tiden, då när tiden var oändlig och bara smärta, och det händer att jag hör hur de skriker därinne. Då får jag ta tyngdtäcke, katt, gosedjur, varm choklad, lugnande, vad som helst för att försöka finna lugnet igen. Lägga mig i fosterställning och vänta på att stormen ebbar ut. Massera magen, klappa försiktigt på armarna, vara snäll mot mig själv och alla små inuti. Och försiktigt, försiktigt komma till ro.

Det är sådant som jag fått lära mig på senare år. Att hitta sätt för att hantera livet, att ta hand om mig själv, att ta hand om alla inombords, att känna att vi faktiskt är värda det. Den självomsorgen. Och att jag, när jag inte räcker till, får ta hjälp utifrån och vila i andras händer. Att vi är värda det också. Den omsorgen, den vården, den hjälpen.

Idag har jag flera resurser för att finna återhämtning och ta hand om mig och de andra inuti, både inre och yttre resurser. Ibland känns det fortfarande svårt att ge mig, oss, det vi behöver. Känslan av att inte vara värda det som är snällt eller fint, att vi måste straffa oss för alla fel vi gör i stället för att uppmärksamma det positiva vi faktiskt lyckas med. Känslan av att det aldrig räcker till, att aldrig vara tillräckligt bra, att aldrig ha tillräckligt med ork för att ta hand om oss själva – och än mindre ta hand om katt, krukväxter, make eller barn som också behöver och kräver sin beskärda del av mig och min ork. Då måste jag andas djupt, kanske ta en dusch eller lugnande, för att sedan skriva ett mejl till någon av mina resurspersoner för att få till svar att *ni är bra, det är tillräckligt, vila nu.* Att få bekräftelse på att vi är bra, att det jag gör är tillräckligt och att jag får ta hand om mig själv, att jag får vila nu, det hjälper mig att ta mig den rätten. Och känna att jag, vi, är värda det.

Att ta hand om kroppen

Det mesta börjar nog med kroppen. I alla fall för oss. Om vi är utmattade eller inte ätit eller druckit tillräckligt så klarar vi inte av att göra något alls, än mindre återhämta oss eller ta hand

122

om oss själva. Vi behöver mycket sömn och även vila under dagen, äta oss mätta och dricka tillräckligt.

Vila. Att vila är så mycket mer än att rätt och slätt sova ett visst antal timmar per natt. Att vila är också att avbryta en aktivitet för att göra något annat eller för att inte göra något alls, ta paus, tillåta oss själva att låta tankarna virvla fritt för att lugna sig vartefter. Att vila kan också vara att lägga sig under tyngdtäcket och känna hur det omsluter oss och ger oss trygghet. Eller att ta lugnande medicin för att få känna känslan av mjuk bomull i huvudet och kunna koppla bort alla tankar. Att vila kan också vara att undvika stress så mycket som möjligt, att inte arbeta, att inte vara i relation med någon, att ta ett avbrott från sociala medier och alla intryck. Att få tyst, både inuti och utanför.

Mat och dryck. Tack vare en underbar människa har jag fått lära mig hur jag genom intuitivt ätande kan besvara kroppens behov av näring och hur alla sinnen kan bidra till en snäll och fin upplevelse när man äter. Jag har fått lära mig att jag får äta precis vad jag vill i den mängd jag vill. Om man får lära sig att lyssna på kroppens signaler om vad den behöver kan man besvara dem på ett adekvat sätt. Det innebär att inte låta kroppen gå hungrig eller, tvärtom, fylla den till bristningsgränsen. Det betyder också att man får lära sig att ge kroppen precis det den vill ha eller behöver i stället för att försöka muta med något man anser bättre eller nyttigare. Jag har fått lära mig hur man slutar

123

äta något specifikt när lusten minskar för att äta något annat som kroppen vill ha eller behöver. Jag har fått lära mig att maten inte tar slut, att jag inte behöver hamstra därför att vi lever i ett land utan krig där det alltid går att köpa hem mer mat, att även om kontot ekar tomt så finns det hjälp, solidaritet, för att ingen ska behöva gå hungrig. Jag har fått lära mig att lämna kvar på tallriken. Att det är okej. Jag måste inte trycka i mig precis allt. Är det fullt eller om jag inte vill ha mer så får jag lämna det som blir kvar. Utan skuldkänslor.

Vi har också fått lära oss hur viktigt det är att dricka. Vikten av vatten. Om man inte dricker tillräckligt mycket så fungerar inte kroppen ordentligt. Musklerna spänner sig och det kan uppstå smärtor. Man blir trött och utmattad. Urlakad. Att vara uttorkad hjälper inte det minsta när man kämpar för återhämtning eller för att överhuvudtaget fungera.

Andra sätt att ta hand om kroppen och på så vis finna återhämtning och vara självomhändertagande är kroppsvård, fysisk aktivitet och att helt enkelt andas.

Kroppsvård. Det är inte alltid helt lätt att ta hand om kroppen. Att duscha (varken för sällan eller för ofta), att tvätta varje del av kroppen, borsta hår och tänder, använda hudkräm, en droppe parfym, klippa naglarna, ha på sig rena kläder... det är så mycket att det ibland kan kännas omöjligt. Allra helst om det är en press som kommer utifrån. Att man måste göra sig

124

fin för någon annan än sig själv. Men när man använder sig av kroppsvård som självomsorg, när man gör sig fin för sig själv, för att man tycker om att vara ren eller lukta gott, då innebär det en möjlighet till återhämtning och visad självomsorg och självrespekt. Kroppsvård är också att söka läkarvård när kroppen inte mår bra, när den stretar emot eller bara lägger av. Att låta den undersökas för att hitta adekvat hjälp är något som underlättar återhämtning. Det kan vara medicin, tillfälligt eller livslång behandling, massage eller andra hjälpmedel för att undvika smärta i den mån det går. Medmänsklig värme som en trygg omfamning eller en snäll hand att hålla i kan vara nog så helande och ge utrymme för återhämtning.

Fysisk aktivitet. Inte för att gå milsavstånd eller för att bränna kalorier, utan för att få kroppen i rörelse, få frisk luft, njuta av naturen eller för att plaska runt i simhallen och låta vattenstrålarna och bubblorna massera rygg, armar, fötter och ben. Framför allt simhallen har visat sig ge oss väldigt mycket positiva upplevelser. Det hjälper oss oftast att tömma huvudet på tankar som mal, att hitta lösningar på olika problem, att integrera snälla och positiva saker till vardags och även att sova bättre om natten.

Andas. Att lära sig att andas, att stanna upp för att kunna ta djupa andetag och fokusera på luften som går in och ut genom kroppen, hur andningen livnär alla muskler och organ, det är både ett kortsiktigt och ett långsiktigt sätt att finna ro, acceptans och återhämtning.

Det har hänt att vi gått meditationskurser, främst individuellt och också i grupp, för att kunna komma tillbaka till en avslappnande och helande andning. En av våra guider använder sig också av tibetanska skålar som hon ställer på olika punkter på kroppen innan hon får dem att sjunga och vibrera genom hela kroppen.

Att ta hand om själen

Terapi. Terapi behöver inte bara vara bearbetning eller att gå till djupet med saker. Det kan också vara ett sätt att finna återhämtning. Numer händer det att jag tar paus i terapin. Inte *med* terapin, utan *i* terapin. Att jag säger *nej, vi pratar inte om något svårt idag, vi stannar upp, vi tar fram ritblocket och färglägger något, helt kravlöst, vi pratar om något annat, något som känns snällt, fint och tryggt.* Det händer att jag sätter mig på den mjuka madrassen på golvet för att ha marken alldeles inunder eller att jag rullar ihop mig till en boll och bara fokuserar på att andas. Fast jag får ta paus *med* terapin också. Hoppa över en gång eller två eller mer. Utan att förlora min terapeut, min tid eller min existens inuti eller bortom terapirummet. Men jag gör det aldrig. För vi föredrar den hjälp till återhämtning vi kan hitta i det rummet, genom det utrymmet och tillsammans med den fina människan, mot ensamheten som vi likställer med självomhändertagande.

Andra sätt att ta hand om själen kan vara diverse kreativa uttryck:

Skrivande. Vi använder oss väldigt mycket av skrivande som minneshjälpmedel, som ventil och för att integrera gammalt skrot och nya intryck. Det hjälper oss att ta hand om oss (att inte glömma viktiga saker eller möten, att kunna se tillbaka på vad som faktiskt blivit gjort, att få ut något som grämer på insidan...) och det i sin tur hjälper oss att minska på stressnivån och att finna återhämtning. Vi skriver flera gånger om dagen. Blogg, anteckningar, listor, mejl, dikter, längre texter... Vi skriver mest på dator därför att det triggar oss att skriva för hand och på telefon går det inte tillräckligt fort för oss. Vi har en samlingsblogg där vi samlar allt som var och en inuti skrivit och även saker som andra utanför oss skrivit om oss eller om vad som hänt oss. Mycket har gått förlorat genom åren, men mycket finns också kvar. Det är integrativt på flera sätt: både för att alla inombords som vill eller behöver skriva i ett tryggt utrymme får plats att göra det och för att samtliga inombords kan ta del av de andras känslor, upplevelser eller behov och därför ge mer adekvata svar. Det ökar den interna kommunikationen och fördjupar vår förståelse för oss som system.

Rita, teckna, färglägga. När vi känner tillräckligt med ro för att kunna sitta stilla en längre stund och göra något kreativt så tycker vi om att rita, eller framför allt att teckna med fina tuschpennor, och att färglägga färdiga teckningar som vi hittat på nätet eller i målarböcker. Vi har flera underbara målarböcker, anpassade efter olika åldrar så att även de små inuti kan få glädje av att färglägga något fint, och ibland tar vi turer på nätet antingen för att printa ut bilder som känns meningsfulla för oss eller för att inspirera oss själva till att teckna något. Mycket tack vare barnen som är väldigt kreativa och konstnärliga så har vi genom åren investerat i material som vi tar fram vid lust eller behov: alkoholbaserade tuschpennor, akvarellpennor, blyerts i olika hårdhetsgrad, kulspetspennor, målarfärg, oljekritor och papper i olika färger och format. Det känns snällt. En kravlös stund framför ett pappersark med tillgång till ett sådant material får oss oftast att känna ett inre lugn.

Göra mosaik. Det ligger något djupt tillfredsställande i att klippa bitar i olika färger och former för att sedan sammanfoga dem till olika motiv. Som att vi sammanfogar delar av oss själva, som att vi klistrar ihop osammanhängande bitar och gör mening av bilden som uppstår. Att hålla mosaikklipparen i handen och trycka hårt med handen för att få nya bitar, det kan få svåra känslor som ilska eller sorg att successivt dämpas. Att sedan organisera bitarna, klistra fast dem intill varandra, varken för nära eller för långt ifrån varandra, det ger oss en känsla av värme och stolthet.

Andra mer eller mindre kreativa sätt vi använder oss av för att ta hand om oss är att bygga lego, laga mat eller att spela spel:

128

Bygga lego. Ett mindre ambitiöst sätt än mosaik att finna sammanhang och därmed återhämtning kan vara att bygga lego. Ibland utan modell, ibland med modell. Att leta efter precis rätt bit i rätt färg och form kan ta timmar. Under den tiden sänks stressnivån och det händer att jag hittar andra fina bitar som jag vill använda mig av och lägger i en hög för ett senare tillfälle. Att bygga lego är också ett sätt för mig att besvara en del av de smås behov av lek. De kommer gärna fram och njuter av sådana stunder av kravlös kreativitet. Det händer till och med att barnen, tonåringar nu, kommer fram, lägger sig i eller helt sonika sätter sig bredvid och bygger lego, de med. Sådana stunder är värdefulla.

Laga mat. Jag tycker inte om att laga mat till vardags när man måste laga mat bara för att få i sig något att äta och helst se till så att hela familjen äter också. Däremot så uppskattar jag stunderna när jag lagar mat eller bakar sådant som vi tycker om eller som vi längtar efter. Det är rogivande och fyller våra sinnen med snälla intryck. En god lukt, en deg i handflatan, en fint upplagd tallrik är saker som förgyller smakupplevelsen och som får oss att må bra eller bättre. Det i sin tur ökar på förmågan till återhämtning.

Spela spel. Att spela kravlösa spel, sådana som inte kräver för mycket koncentration och som inte skickar notiser, det kan vara avkopplande. Jag spelar gärna spel som inte kräver en massa tid, eller tvärtom, evighetsspel som man kan återkomma till när som helst och hur länge som helst. Vi tycker mycket om att spela

Sims. Inte så mycket för att skapa familj eller en perfekt karriär, utan för att bygga vackra hus eller få någon sims att göra allt jag inte orkar göra i verkligheten.

Att få ordning och reda

Det har en lugnande och återhämtande effekt för oss att hålla ordning och reda. Att städa (varken för mycket eller för lite för att undvika å ena sidan att bränna för mycket energi, å andra sidan att undvika att ha det för stökigt omkring oss), att rensa en låda eller sortera böckerna i biblioteket, att skanna papper för att ha dem på datorn och inte nödvändigtvis i pärmar eller i diverse högar, att tömma kylskåpet på sådant där datumet gått ut, att vika tvätt och sortera kläderna efter person eller storlek, att moppa golv och ha någon eterisk olja eller doftande parfym som luktar gott i huset. Det tar energi för stunden, men det ger så mycket möjligheter till återhämtning med tiden.

Att få ordning och reda i hus och rum, det ökar förmågan till att få ordning och reda inombords också. Det sänker den mentala belastningen och gör så att jag kan fokusera på annat som i sin tur är återhämtande på längre sikt.

Att genom terapi få hjälp att nysta upp alla tankar och känslor, att få (sätta) ord på saker som hänt eller som händer, att integrera allt detta successivt och låta det bli delar av en sammanhängande livsberättelse; den ordningen, den ger återhämtning på längre sikt. Jag vet att vi

130

är lyckligt lottade som har flera resurspersoner i vårt liv som vi träffar regelbundet. En psykolog, en psykiatriker, en dietist, en socialassistent och till och med en massör. Alla dessa personer, dessa underbara människor, bidrar till ett större välmående som underlättar återhämtning och även självomhändertagande.

Att sänka den mentala belastningen

Just detta att sänka den mentala belastningen är väldigt viktigt för oss. Det innebär att göra klart saker, att inte ha en evighetslång lista på måsten utan att beta av saker vartefter. Vissa dagar kan jag bara göra enkla saker, men det får vara bra så. Även enkla saker måste göras och när de väl är gjorda kan de strykas och minska på mängden måsten som hänger i luften.

Andra sätt vi använder oss av för att sänka den mentala belastningen är att använda en ringsignal för viktiga stunder på dagen. För väckning såklart, så vi kommer upp i tid för att köra barn till skolan och gå på möten eller annat sådant som vi måste göra, men också för att kunna slappna av. Att kunna vila i vetskapen om att en klocka kommer att väcka mig eller få mig att minnas något viktigt under dagen, det gör att jag lättare kan slappna av, koppla bort, och göra andra saker i väntan på det där viktiga jag inte får glömma.

Vecko- eller månadslistor är också ett sätt för oss att lägga ifrån oss, på papper, sådant som måste göras för att kunna beta av sakerna vartefter. När jag har en stund till övers kan jag kika på listan och se om det finns något jag kan göra just för stunden.

Att undvika stress och intryck

Det kan vara väldigt svårt att undvika stress till vardags, allra helst om man har jobb och/eller familj att ta hand om utöver sig själv. Att lämna jobbet på jobbet när man går därifrån, att tillåta sig själv att stänga in sig i sovrummet eller något annat rum för att få vara ifred, att skydda sig från telefonen som ringer, mejlen som ramlar in, notifikationer från sociala medier, radion eller tv:n med alla nyheter om krig, el, katastrofer. Det kan vara knepigt att hitta en balans mellan alla dessa måsten och intryck.

Vi har märkt att det är svårt för oss med intryck. Ljud- och synintryck kan vara väldigt stressande och till och med triggande. När det är riktigt svårt för oss behöver vi undvika synintryck, framför allt ögonkontakt, och koppla bort alla yttre ljud för att stänga världen ute. Vara i en trygg bubbla där inget kan nå oss. Vi har svårt för att finna återhämtning genom intryck. Men det går ibland, framför allt när kroppen fått vila och näring, när själen fått ro, när huset är städat och rent och listan på måsten ligger på en hanterbar nivå, då kan det gå att läsa en bok, titta på en film, gärna en film vi redan sett tusen gånger, eller lyssna på musik. Och att njuta av det. Den njutningen, den ger återhämtning.

132

Nu tänker jag ta vara på en riktigt fin medmänniskas ord om självmedkänsla och klappa oss på axeln för det fina och positiva vi presterat. Ta en kopp te, en bit cheesecake med hallonsylt och snäll grädde, koppla av och njuta av det inre lugnet som infunnit sig vartefter vi skrivit den här texten. Det är vi allt värda.

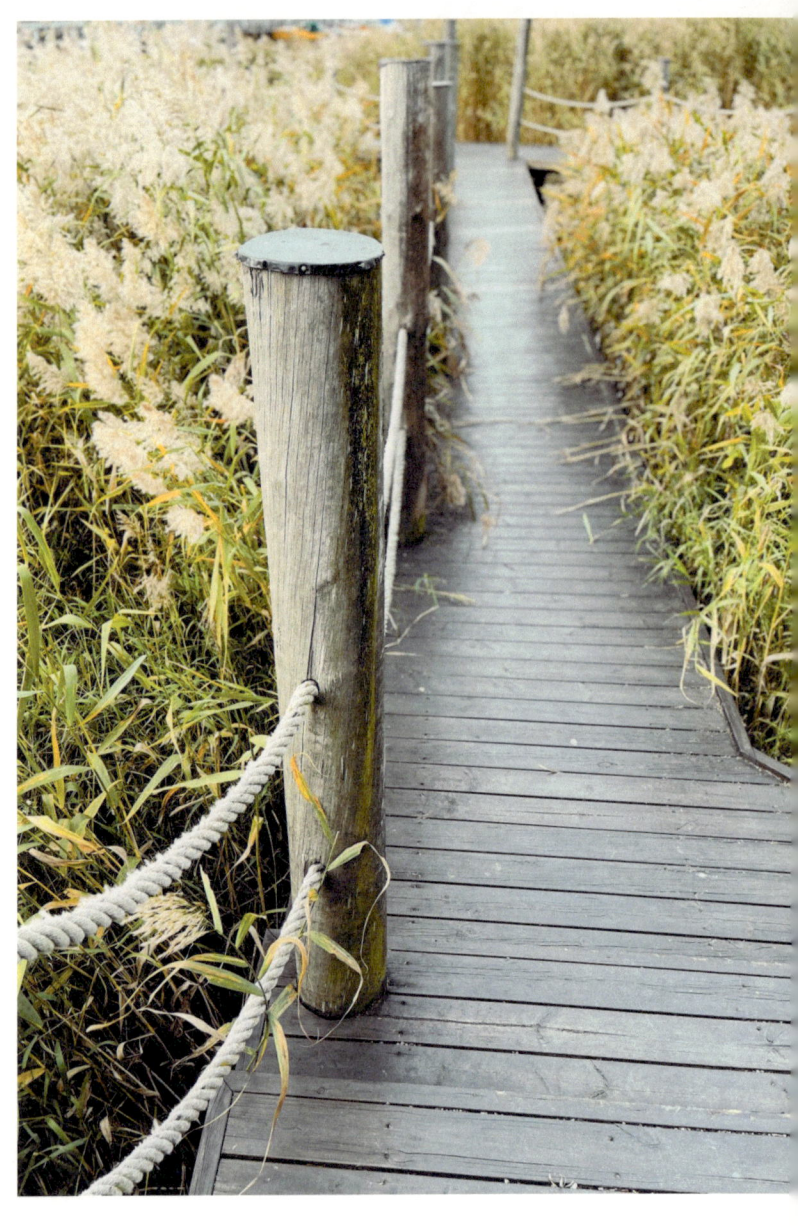

När vägen framför inte längre bara är mörker
Elina

Självomhändertagare

ek

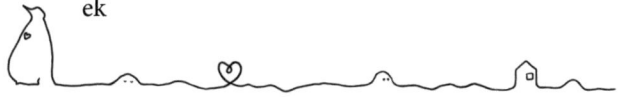

Själven som kan ta hand om sig själva.
De är utmattade och hämtar sig dåligt.

Det behövs andra händer nu.
Omhändertagare som tar hand om
själven som inte kan mer.

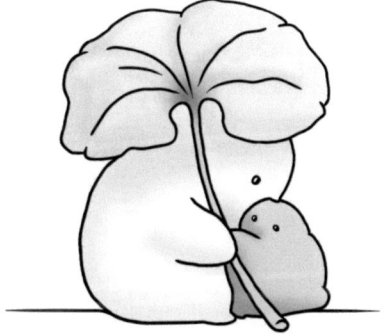

Fritt tema

Gro

Rebecka Persson

Världen är det fulaste jag burit och det vackraste jag erkänt. Sorgen av andras skada, våld, hot sipprar in mellan mina ögonlock, fingrar, hårstrån. Jag bröt mig själv för att kunna överleva deras övertramp. Jag söndrade mig själv för att stå ut med ting ofattbara för ett barns ögon och varseblivning. För att gömma, dölja, glömma i en dimma av mitt medvetande.

På nedsmutsade gator och i avgastung luft andas jag i fyrkant bland folkmassor tillsammans med marken, jorden, modern. Jag möter hennes händer med mina mot klara natthimlar, istäckta floder och slumrande släta stenbumlingar. Hon håller mina steg mot betongen, myllan, mossan, gamla trägolv.

Hur har jag klarat mig ända hit? Mitt andetag är oförklarligt i kontrast till mina sår som än går upp och blöder över hela mitt badrumsgolv, terapirum, vänners trygga famnar. Jag vaknar från mardrömmar periodvis, kallsvettas och skakar genom vardagssysslor jag klarade med lätthet igår. Skadan kommer i vågor, lättnaden och läkningen kommer i utandningar.

Det värker, skrapar, kryper i hela mitt väsen. Jag förlöser någon, jag ömsar skinn till någon större och färgstarkare än vad jag någonsin vågat eller klarat av att vara. Någon med bara förhårdnader, sprickor, sammansmält guld där jag nu är itu och splittrad.

Men många dagar drar jag än täcket över huvudet. Omsluter mig i mitt mörker, min jord för att gro rötter jag var tvungen att slita upp. Försöker intala mig att världen behöver även mig en dag trots all skada eftersom jag kom hit och fortfarande är här.

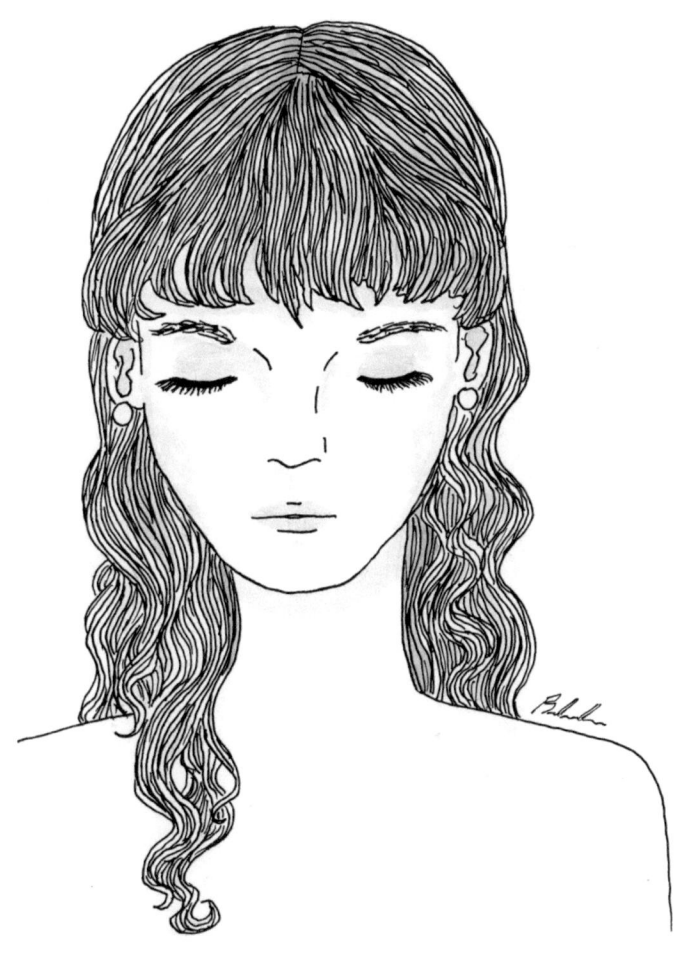

Inre frånvaro
Rebecka Persson

Ord från det som är litet

Carolyn Pasalska

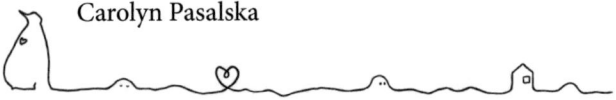

Anknytning

Du som jag älskar
ser på mig ibland
ibland inte
jag ber dig
se dig om
och stanna
lite till

Du som jag
längtat efter
Du får gå
någon gång
Men inte nu
Jag håller
Jag kommer släppa

Jag önskar du kände
Det som känns i mig

Jag förstår
Ingenting
Söker svar
i händer
hålla i
Du som kan allt.

Liten vill titta fram

se mig
se mig
jag visar mig
ni ser mig ej

ni lyssnar inte
jag pratar
säger
hör mig
hör mig

stäng inte in mig
i mitt huvud

jag vill bara
få vara
mig själv

krama mig
le mot mig
krama mig
le
jag vill bara ha
en mamma.

Brev till lilla

Sofia

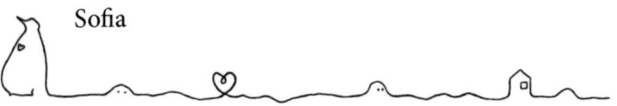

Lilla,
om 25 år kommer du träffa Anna.
Om 25 år kommer du få berätta.
Håll ut.

Anna ser att du ligger där under sängen, hon sträcker fram en mjuk och varm filt till dig. Din lilla tunna kropp behöver det, du kan inte ligga där och frysa.

Är du hungrig, lilla? Om du vågar komma fram kan Anna ge dig mat som du tycker om.

Du har säkert inte ätit på länge. Anna vet att du är rädd för att äta, hon vet att pappa slår dig om du äter fel. Anna kommer hjälpa dig att dela mat, hon kommer blåsa om det är varmt. Har du ont i magen, lilla? Du är säkert hungrig, då får man ont i magen. Det säger Anna. Har pappa slagit dig på magen? När du vågar komma fram, så kommer Anna blåsa och sätta plåster.

Anna ser att du skakar, att du klappar dig själv på kinden för att söka tröst. Om du vill komma ut, så kommer Anna klappa dig och krama dig. Anna säger att du inte är ensam mer.

Vågar du inte sova, lilla? Anna säger att vuxna inte får göra dumma saker mot dig när du ska sova. Du behöver inte vara tyst mer, lilla. Anna vill lyssna, hon säger att om hon kunde, så skulle hon hämta dig därifrån. Anna tycker inte att du är äcklig, lilla. Anna vill hålla dig i handen. Hon vet att du är livrädd.

Nu ser jag att du blundar, lilla, är det för att du hör storebror skrika? Är det nu du stänger av?

Om du lyssnar så berättar Anna att vuxna inte får göra så. Säger pappa att du är en horunge? Om du lyssnar så säger Anna att du är en gullunge. Hon säger att inga barn är äckliga. Nej, inte ens du.

Du vet inte hur man leker. Du vill inte leka. Du vill gömma dig. Men om du kommer fram, lilla, så kommer Anna lära dig hur man gör. Att säga emot en vuxen, det vet du inte ens är en möjlighet. Du har inte en tillstymmelse till trots, men om du vågar prova, lilla, så kan Anna visa för dig att vuxna inte får slå när man säger emot, hon kommer visa dig lilla, att det inte är farligt att säga nej, att säga stopp.

Slår mamma dig för att du ska vara tyst? För att du inte ska gråta? Får du ont i armen, lilla? Om du vågar hålla Annas hand, så kommer hon berätta för dig att din mamma också är rädd, men att hon inte får slå dig. Att det är fel. Mamma var inte hemma så mycket, lilla, Anna vet att ingen skyddade dig. Ingen tog hand om dig som en vuxen ska göra. Mamma skulle inte lämna dig där ensam under sängen, det säger Anna. Anna säger att om du hade kommit till en annan familj, då hade du inte legat under sängen. Då hade du varit deras lilla fina. Om du vågar komma fram, lilla, så kan Anna berätta för dig att ingenting är ditt fel. Du gör inget fel, lilla.

Anna vet att du vill ropa på hjälp, men att du inte kan. Tänker du att ingen vill hjälpa dig, lilla? Att ingen vill ha dig?

Lilla, Anna vet inte allt du varit med om, hon var inte där då, men hon ser dig nu. Hon vill se dig, hon vill lyssna. Jag vet att du börjat berätta, Anna säger att du är jättemodig. Hon vet att du är rädd, lilla, men om du håller henne i handen så kommer du vara trygg. Du är trygg med Anna. Du är trygg. Lilla, det är över nu.

Kom ihåg, lilla, vad Anna säger, det är inte farligt längre, den tiden är förbi.
Du kan komma fram nu.

Tack till min psykolog Anna, som efter 30 år fick mig att förstå mig själv och mina delar efter år av feldiagnoser och okunskap. Din kompetens har gett mig ett inre lugn. Jag börjar sakta men säkert, tack vare dig, förstå mig själv och mina delar.

Tack för du lär mig hur livet skulle ha varit och för att du ger mig allt jag missat. När vi träffades tänkte jag ge upp, men du såg mig, du räddade mig och du visade mig vad trygghet är. Du har varit en trygg punkt för mig. Jag har vågat visa alla delar och deras känslor för dig och har alltid blivit bemött med stor respekt. Du har varit den mamma jag och lilla alltid drömt om.

Tack Anna för att du tagit hand om lilla, för att du tagit dig an arga och inte försvunnit ifrån mig när han dykt upp. Tack för att du hjälpt vuxna jag att förstå att mina delar är värdefulla, att de inte behöver försvinna, utan att jag behöver lära mig förstå dem. Behandla dem väl.

Tack för allt du lärt mig, för all respekt du visat när jag själv tyckt att jag är konstigast i världen och för att du kämpat för mig i situationer där regler och bestämmelser vill vara i vägen. Jag vet att du inte haft det lätt, men jag är evigt tacksam att du inte gav upp. Och framför allt stort tack för att du trott på mig.

/Sofia, arga och lilla.

(Anna heter egentligen någonting annat.)

Kommande uppslag:
gränstrakt.
Nea Ruth

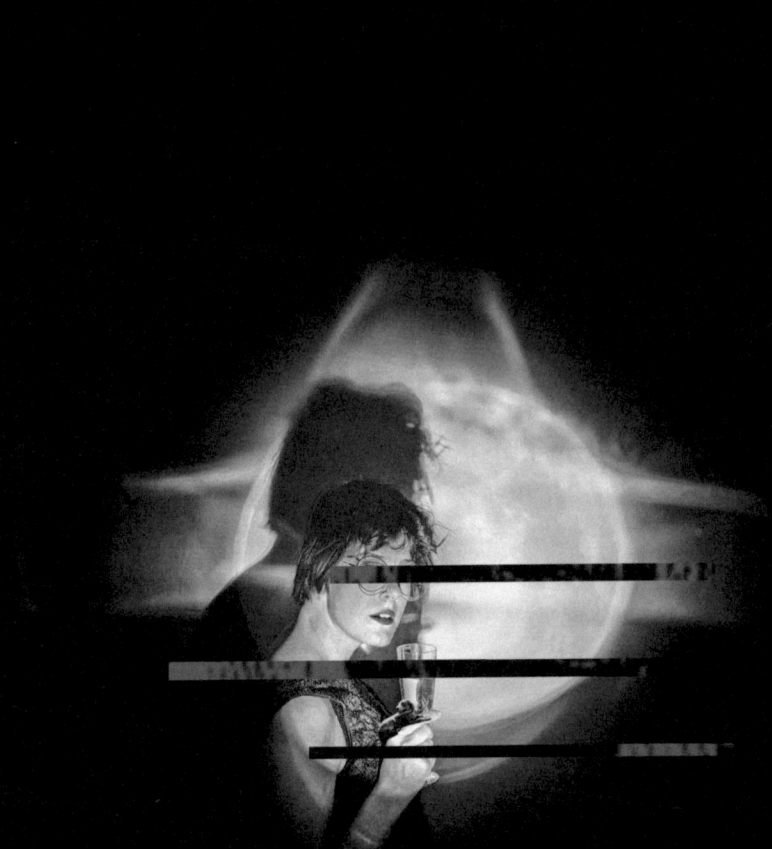

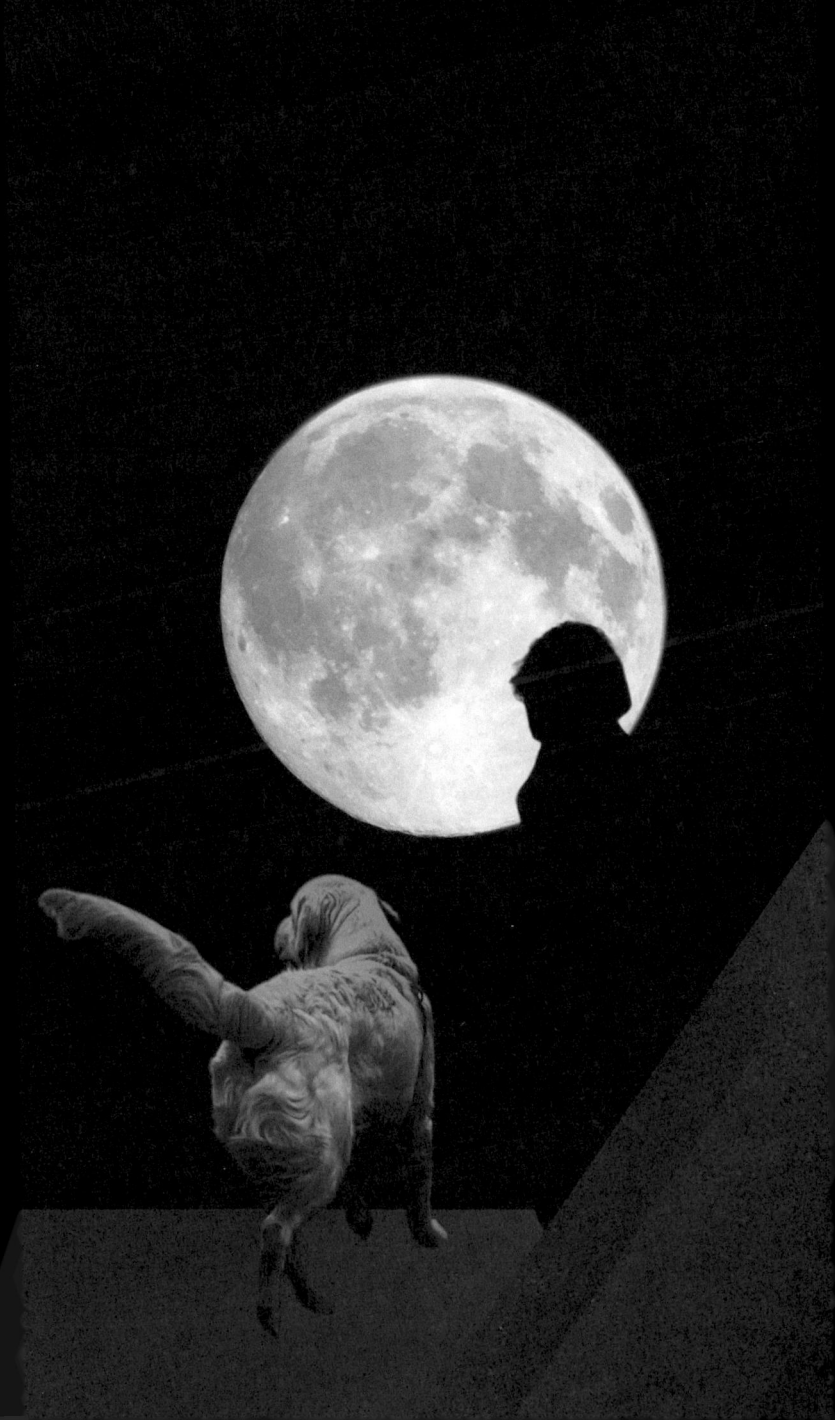

Nybörjare

Mikaela

"He shed his scales to find the snake within
But born again is born without a skin
The poison enters into everything"
Leonard Cohen, Treaty

Hej

Efter fyra år i traumaterapi är jag så gott som färdigbehandlad. Jag är inte längre i behov av specialistpsykiatri och har integrerat mitt inre barn tillräckligt väl för att kunna möta och ta hand om det barnets behov, som en trygg och kärleksfull vuxen.

Allt det där låter ju fint och sådär men i verkligheten så innebär det att jag har fått tillgång till mina känslor igen. Jag försvinner inte, stänger inte av, byter inte personlighet, trycker inte undan och lägger i små låsta kistor nedsänkta i medvetandets Marianergrav.

Jag är närvarande, kännande och helvete vad jobbigt det är. Ett helt liv av att vara "pausad" så fort något känns för mycket eller kommer för nära och nu står jag här, hudlös och kännande med allt vad det innebär. Jag har nu förmågan att känna, identifiera och agera på känslor. Det är nytt för mig och jag har fått lära känna mig själv och omvärdera ganska mycket som jag trodde mig veta om mig själv.

Här kommer en lista på vem jag är när jag inte dissocierar bort hela mig själv:

1. Jag är en stor jävla softie.
2. Alltså jag älskar så mycket va. Jag älskar så det skär i bröstet. Jag älskar så det kvittrar små metaforiska fåglar i bakgrunden. Min kärlek är mjuk, intensiv, omhändertagande och ompysslande.
3. Jag tycker om fysisk närhet. Både att ge och att få.
4. Jag är arg på väldigt många saker.
5. Jag är lättstött.
6. Jag är lättrörd.
7. Jag älskar att få och ge omtanke.
8. Jag har nära till skratt.
9. Jag blir jätteledsen om någon blir arg på mig.
10. Jag blir lätt besviken.
11. Jag blir lätt glad.

Det är fortfarande nytt och skört men det är värdefullt och fint också. Det är fasansfullt och riktigt påfrestande men det är också underbart och vackert.

Med vänlig hälsning
/ Mikaela, 41-årig nybörjare på att finnas

Bara en bubbla

Linnéa Regnlund

En gång gav min terapeut mig bekymmers-
dockor. Hon sa att hon varit iväg på en utbild-
ning, att hon sett dem och tänkt på mig. Jag
kände igen asken de låg i, de ligger alltid i såna
askar. Jag visste vad det var. Bekymmersdockor
är pyttesmå dockor. Man ska berätta om sina
problem för dem, sen ska man lägga dem under
kudden så tar de hand om ens bekymmer medan
man sover. Sen är problemen borta.

Det var en period när jag hade många och
intensiva flashbacks. Min terapeut visste hur
mycket jag kämpade. Hon önskade att jag skulle
få slippa. De där bekymmersdockorna kostar
bara några tior, det var ingen stor sak. Och det
var något av det mest värdefulla jag fått. Så jag
klarade inte att öppna asken, kunde inte titta på
dem, inte där i rummet där hon fanns med sin
trygghet och vilja att jag skulle få ha det bra. Jag
vet att hon ville att jag skulle bli glad, förväntade
sig det, det kändes så tydligt. Men jag kunde
inte. Minns inte ens om jag klarade att säga tack.
Minns att det jag ville göra var att kasta dem på
henne och skrika att hon kunde ju inte göra så.

Jag klarade åtminstone att låta bli det.
Klarade att ta med dem hem. Om det fick
sippra in lite i taget kunde jag ta emot dem, ta
emot värmen och omtanken som fanns i dem.
De kunde bli värdefulla för mig, om jag tog det

försiktigt. Jag vet inte om terapeuten någonsin förstod det där, fast jag försökte förklara senare. Att det blev så svårt, varför det gjorde så ont.

Det finns så många idéer om hur man ska reagera på trygghet. Till exempel förväntas trygghet kännas tryggt. Om man varit utsatt, mått dåligt, blivit behandlad illa och sen kommer till någon som är trygg. Då förväntas man slappna av, andas ut, känna att allt är bra till slut. Vilken tur man har, att det hemska är över! Ok, man har med sig sina sår och sin historia, men nu känns ju allt bra ändå. Så ska man känna, reagera. Man ska stå stadigt i nuet och veta att det är något annat än dåtiden.

Åtminstone verkar det så. När trygghet känns livsfarligt, skrämmande och gör så ont att det knappt går att stå ut blir man lätt obegriplig för andra. De kan undra vad de gör för fel, vad det är de gjort som skadar en, men problemet är ju att de gör rätt. Att det inte finns några problem. Det är det som blir för svårt och nästan omöjligt att handskas med.

Varför? Kanske för att svek, övergrepp och trygghet kan börja med samma ord och gester. Hur vet man att det är en trygghet som kommer hålla och inte en falsk trygghet som finns där för att lura en? Den falska tryggheten är farlig, den gör att man kan skadas värre än om man aldrig trott på det som verkade tryggt, aldrig litat på personen och släppt hen nära. Det kan ta tusen försök innan man inser att det faktiskt handlar om något som är tryggt på riktigt. Att det inte är en manipulation, inte finns någon baktanke, att det inte är något som görs för att personen själv ska få något ut av det.

Varför känns tryggheten inte bra ändå, även när man inser att den är på riktigt? Den kan vara ovan, främmande, skrämmande, som att gå in i en ny värld och inte kunna reglerna, inte förstå hur det fungerar. Och kanske allra mest: den visar hur det borde ha varit. Det är ju sant, det är så det borde ha varit. Tryggt. Att helt plötsligt stå mitt i det kan vända upp och ner på allt i en. Tryggheten säger att allt det man byggt sitt inre system utifrån var fel. Hela bygget behöver rivas, man måste börja om. Det inre systemet som finns för att skydda en drar igång alla alarm då, eftersom skyddet som hjälpt en att överleva är hotat. Ska det verkligen rivas? Det låter farligt. Om det inte finns där kanske jag helt på riktigt dör. Det är så det är inlärt, och det formades av situationer där det var sant.

Att gå med på att det är annorlunda är inte lätt. Att ta in att det man tvingades se som sanningar aldrig var sant gör ont. Hela förståelsen av en själv, relationer och världen kan falla sönder när man möter riktig trygghet. Allt det man försökt tro på slipper man klamra sig fast vid. Det är bra, men det är inte alls som att andas ut. Hur ska man kunna tro på att det går att finnas utan att klamra sig fast vid det som höll en vid liv, om man alltid gjort det? Att ens försöka är så smärtsamt att det knappt går att stå ut. Det spelar ingen roll om man förstår det teoretiskt, att trygghet är bra. Det hjälper inte att man vet att man önskar sig just trygghet. Man kan tänka hur många gånger som helst att trygghet inte är farligt, men det är inte så det känns.

Att lämna den värld man levt i och gå in i en med andra villkor kan på riktigt kännas livshotande, även om man förstår att det man levt i byggde på något falskt. Jag tror jag gjorde en bubbla, som att det nya nästan var som en fantasivärld jag kunde besöka ibland. Där fanns det andra villkor. Till exempel kunde riktig trygghet finnas där. En terapeut som tänkte på mig utanför timmarna och helt genuint önskade att jag skulle slippa kämpa så mycket. Som ville ge av det varma, lugna och trygga, ville låta mig ta med det hem.

Det var som ett experiment. Först väntade jag hela tiden på att bubblan skulle spricka. Visst, det var en fin dröm, men det var ju inte på riktigt, kunde aldrig bli det. Sen vågade jag gå in i den lite oftare, märkte att den där bubblan höll oväntat bra. Den var ändå fortfarande något provisoriskt jag kunde ta ett steg in i, bort från det som var den riktiga verkligheten.

Jag vet inte riktigt när det ändrades, men till slut var jag mer i den där bubblan än i det jag trott var det sanna. Jag kunde vara i den versionen av verkligheten även mellan terapitimmarna, kunde hitta dit själv. Ibland föll jag ur den, men efter hand skiftade perspektivet. Det som varit provisoriskt, något att utforska men inte riktigt tro på, det tog över mer och mer. Till slut blev istället det som så länge varit självklart en bubbla, och det nya som varit ett experiment blev det verkliga. Jag kunde stå mer och mer stabilt i ett liv med nya villkor. Där jag helt utan tvekan var värd något, var någon. Där man skulle vara rädd om mig och bry sig om hur saker blev för mig.

Det gamla försvann bort, fanns kvar men bleknade. Jag faller fortfarande tillbaka in i det ibland, in i den alternativa verkligheten, men nu för tiden tror jag aldrig på att det är där sanningen finns.

De där bekymmersdockorna tog aldrig hand om mina bekymmer när jag sov, men jag vågade ta emot dem och låta dem ha betydelse. Även när jag gjorde det väldigt försiktigt var det svårt. Jag har fått träna mycket på det, att ta emot det trygga. Att inte gå min väg för säkerhets skull, lämna någon innan jag blir lämnad. Avvisa för att slippa bli avvisad. Låta bli att söka trygghet för att det är skrämmande. Låta mig vara ensam för att jag räknar med att bli övergiven.

Ännu svårare har det varit att visa när någon betyder något för mig. Att känna att det är ok att jag behöver det trygga och önskar mig det. Att stå för det inför andra, speciellt inför den person jag behöver. Att tro på att det kan bli väl mottaget. Att jag kan tas emot, vara välkommen hos andra. Att jag får vara trygg där. Men det går ganska bra nu. Jag vet att det är sant. Ibland glömmer jag det, faller tillbaka in i det gamla, men jag hittar tillbaka ut ur det. Jag har lärt mig vägarna.

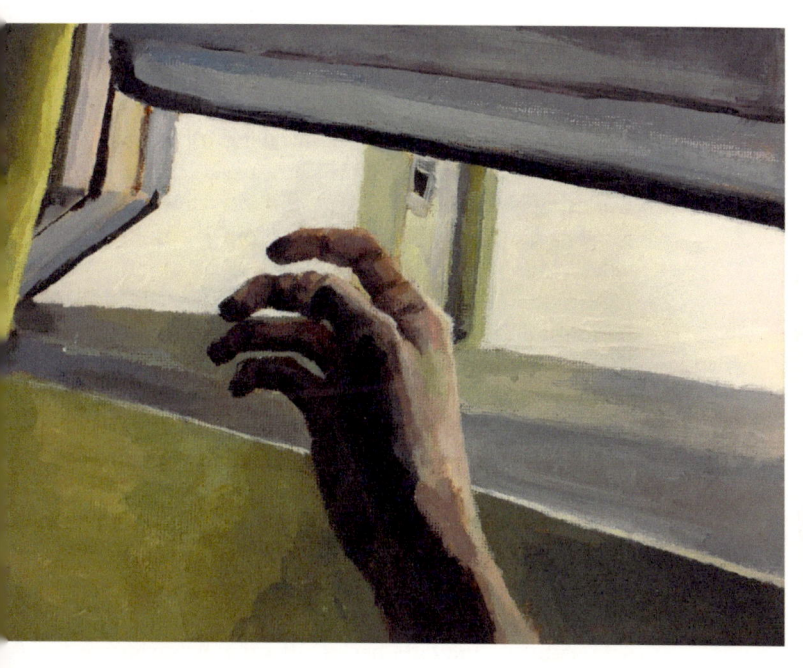

Ljuset
Carolyn Pasalska

Om jag får säga mitt

Orion

Jag skulle vilja säga att vi delar som anses destruktiva, farliga och svåra faktiskt bara finns för att kroppen ska överleva. För mig ryms mycket i ordet överleva. Från det kroppsligt basala som att andas, till att säkra psykologiska funktioner som kan behövas för att skapa ett liv som känns värt att leva. Även om jag mest velat döda kroppen så betyder det inte att jag är ond. Det var mitt sätt att bevara självbestämmande, mitt sätt att kapsla in den där livsnödvändiga förmågan att känna att mitt liv ligger i mina egna händer. Även när vi blev invaderade, när allt togs ifrån oss, när det inte fanns några utvägar. Att försöka avsluta livet var det sätt jag hittade för att känna makt, när det enda som fanns var maktlöshet. Livet var inte kroppens, vi var fångade och det enda sättet jag såg för att ta kontroll var att avsluta alltihop. Jag har insett att jag besitter en kraft de andra saknar, att kunna fatta beslut, att våga. Att även jag är viktig i systemet.

Alla i vårt system har haft anledningar till sina beteenden. Alla är olika, alla system ser olika ut, alla terapier och terapeuter tänker olika. Jag tycker bara det sägs för sällan, att alla delar har behövts. Att alla delar har en uppgift som handlar om att överleva (även om det i praktiken kan råka få kroppen att skadas eller dö).

158

Vi som har överlevt trauma, i alla fall om jag ser till vårt system, har lätt att förakta delar som inte passar in. Att vi delar som påminner om förövare, om våldet, vi som inte låtsas att vi växt upp tryggt – vi är inte välkomna. Jag tror att delar som beter sig farligt och skrämmande, att även vi bär på viktiga saker och att vi är varken mer eller mindre onda än andra i systemet. Vi har fått otacksamma uppgifter medan de som anses som snälla delar sluppit de uppgifterna. Eftersom vi gör vårt jobb, har andra delar utrymme att känna sig bra. Att vi blir föraktade av "goda" delar och ibland även omgivningen anser jag är en del av att upprätthålla det våld vi varit med om. Jag tror det förhindrar läkning lika mycket som det våld som jag velat utsätta kroppen för.

Det jag vill ha sagt är att våga lyssna även på oss. Inte att kroppen ska skadas eller utsättas för fara. Utan att på riktigt lyssna på oss. Vad bär vi på? Delar som tyckt jag är hemsk har fortsatt känna så för att hålla systemet intakt. Vi behövde avstånd mellan oss för att det skulle fungera i traumatid. Bördor jag bär är för att de andra ska slippa det. Att inte se vad det handlar om är en del av försvaret. Men vi bebor samma kropp och i trygghet finns det rum att göra annorlunda.

Vem av oss upprätthåller splittringen och lidandet i systemet? Det går att se styrka och svaghet i varje egenskap, förmåga och erfarenhet. För oss har en viktig bit av läkning legat i att öva på att se vilka styrkor andra delar kan tänkas bära på. Det har varit en mer gynnsam väg än att hitta varandras svagheter. För mig har det varit nödvändigt att delar som är mer förankrade, de som har stöd i en våldsfri vardag, vågar sträcka ut en hand. Att närma sig destruktiva och farliga delar betyder inte att bjuda in skrämmande beteenden utan tvärtom visa på att ett annat liv är möjligt. En inbjudan som bygger på stabilitet och trygghet kan innebära att vi som kan kallas för dåliga, destruktiva, onda, förövare, fel och så vidare äntligen får ett rum för att känna efter, förstå oss själva och hitta nya sätt att vara. Jag med flera i vårt system har alla haft en gemensam nämnare, att när vi väl fått plats att känna efter så har ingen av oss haft någon inneboende drivkraft att vilja skada eller göra något som ses som destruktivt. Vi har bara inte haft möjlighet att utforska något annat tidigare.

För mig tog det lång tid att förstå det här men när jag väl började förstå var det tack vare att andra delar kunde finnas för mig och stötta mig igenom det. Det är egentligen begripligt att jag behövde hjälp från de andra då min livserfarenhet varit ganska begränsad till självmordsuppdrag, vilket gör att jag har en hel del annan kunskap att ta igen. För mig var det viktigt att få hjälp att se vilka styrkor som fanns i mina beteenden och uppmuntras använda de styrkorna på ett sätt som är mer funktionellt i trygghet.

Jag skriver den här texten för att jag ofta hör mycket negativt om delar som mig och att jag uppriktigt börjar bli trött på det. Jag hoppas fler vågar ifrågasätta den väldigt förenklade bilden. En början skulle kunna vara att sluta prata illa om delar som mig.

Komplex

Josefine W

Jag har länge vandrat ensam med en sten hårt innesluten i min hand. Ärrad av livet. Det är en vacker sten, platt och avlång. Ljust grå med insprängda små kulor av mörkt glittrande ojämnheter. Förundras över hur vacker den är. Vad den symboliserar. Hur fingrarna löper över det släta och det skrovliga. Önskan om att dela det vackra med en annan. Tillsammans betrakta naturens under. För att kunna göra det behövs en annan med förutsättningar att förstå.

Men många ser inte stenens skiftningar. Det komplexa. Det vackra. De ser bara en sten, platt och grå. Utan djup. Kontakt med dem lämnar så mycket osagt och outforskat.

Andra värderar och utbildar. Det är ingen sten. I skiftningarna finns ingen magi. Bara torra fakta och utdaterad kunskap. Ett litet barn höll inte fram en sten för att få en lektion i geologi. Ett litet barn höll fram en sten och en önskan om att se tillsammans. Istället blev hon matad med torra förklaringar och inte sedd som den hon var.

Är det så konstigt då, att behov till slut göms undan djupt inuti? Att den lilla flickan inte längre söker sig emot, utan tar avstånd? När man ser mer, förstår mer, känner mer och tänker mer, då är det svårt att hitta andra som kan ta emot.

161

Jag fick höra en gång att jag har en hel färgpalett, men bara målar med grundfärgerna. Att jag inte uttrycker känslor utan säger dem med ord. Är det så? Var det alltid så? Eller blev det så? Jag vet inte. Och det gör antagligen ingen annan heller. Vad jag vet, är att jag inte fick det stöd jag behövde.

Allt är som ett trassligt garnnystan. Med trådar i olika färger. Jag lyckas inte trassla upp det, och se vad som är vad. Det finns en tråd spunnen av komplexa trauman. Det finns en tråd inlindad i funktionella neurologiska symptom. En annan mångfasetterad, för det högintelligenta. Och en som bär det autistiska. En tråd av ensamhet, trasslar in sig i allt det andra. En tråd av kroniska sjukdomar inskränker de andra trådarnas rörelsefrihet. Hur jag än drar och sliter, kan jag inte få grepp om vad som är vad. Finns det en början? En kärna av något?

Jag har allt mer börjat acceptera att garnnystanet representerar mitt unika jag. Jag är inget pussel som kan delas upp i bitar. Jag är inte ett garnnystan som ska trasslas ut. Jag är en väv, skapad av många trådar, i olika färger. För att hantera mig själv, behöver jag se min väv. Förstå min natur. Och acceptera den jag är. Jag kan inte bli någon annan, oavsett hur mycket någon annan person försöker tala om för mig hur jag ska fungera. Hur det borde vara, om jag var som andra. Jag är inte som andra. Jag kommer aldrig bli det.

En nyckel är förståelsen. För mig själv. Av mig själv. Men också förståelsen från andra. Hand i

162

hand går de – min förståelse och andras. Jag har många gånger önskat att det inte var så. Att jag kunde leva som en isolerad ö, utan att behöva någon annan. Tvätta bort alla behov av mänsklig värme jag ändå inte kan fylla. Men jag orkade inte själv. Det var för tungt. För mycket trassel. För mycket stora känslor jag inte orkade bära ensam. För många trauman. Jag hade länge försökt trycka undan. Förpassa minnen till en inre katakomb. Trycka undan delar av mig vars behov inte var acceptabla. Men allt forsade till slut fram. Hur mycket jag än kämpade emot.

Min natur och jag krigade mot verkligheten. Försökte orka med och passa in. Försökte hitta stöd, men utan framgång. Ingen såg mig, som den jag var. Som den jag är. Jag blev en stafettpinne i vården och i psykvården. Där skulle jag delas upp i lagom stora pusselbitar och passa in i samhällets runda hål. Men jag var en fyrkantig kloss, och passade inte in. Då blev jag utan hjälp.

Var finns förståelsen i samhället, i vården, i psykiatrin, för det komplexa? Ser de stenen, som hålls fram i en utsträckt hand, som den är? Tar de stenen i sin hand och betraktar den nyfiket? Tittar tillsammans med? Eller ger de den andra en oönskad lektion i geologi? Jag borde vara expert på stenar vid det här laget, så många geologilektioner jag fått. Så många har haft en åsikt om mig, och avvisat eller ignorerat mig när jag aldrig blev bättre och inte kunde fungera som de ville. Som de sa att jag borde.

163

Jag kunde aldrig börja bearbeta mina trauman. Jag fungerade inte som andra. Terapeuternas metoder fungerade inte. Min vardag här och nu gick inte ihop. Inget gick ihop. Jag klarade inte av kraven som ställdes på mig. Det var bara ett enda kaos. Jag hittade ingen med förutsättningar att förstå mig och min komplexa problematik. Och som jag försökte. Som jag krigade. Som jag bad om hjälp. Min traumaryggsäck fylldes bara på, av att leva i en helt ohållbar situation och dessutom bli missförstådd, avvisad och utan hjälp. Och jag var väldigt nära att avsluta mitt liv. För jag orkade inte.

Fast jag lever idag. Jag överlevde. Inte utan sår och ärr. Jag blir aldrig densamma igen. Vägen är lång. Men jag är inte längre helt ensam. Jag hittade ingen med förutsättningar att förstå. Men jag hittade en terapeut som inte gav upp, och vi fann till slut en trygg väg framåt där vi båda lär oss om mig och min komplexa livsväv. Skapar förutsättningar att förstå och bearbeta. Hon blev min trygghet, efter allt. Då kunde allt börja läka. Det är en annan historia. Den som räddade mitt liv. Den är minst sagt komplex den också. Precis som jag.

och fel du är

Fjärilsvingen

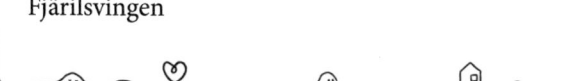

de säger prata mer, men jag har inte fler
ord att tillgå.
de kritiserar i fina ord och jag tror på deras
ingrodda lögner.
prata mer, vi kan inte hjälpa dig annars
du säger ingenting
men vad vill du?
mina ord räcker inte till för dem, alltid vill
de ha mer
men jag ger redan mer än jag kan

jag svävar ut och bort från det som är jag från
kroppen som är min och tanken som inte passat
in. De drar i mig från utsidan och skriker om allt
de anser vara fel. Jag vill svara dem alla att jag
redan vet, att orden redan etsat sig fast på min
näthinna, att det inte är främmande för mig. *Jag
vet ju att jag är fel.*

Tiden har ingen betydelse i världen jag befin-
ner mig i, den är en illusion av mönster och
klockvisare som går fram och tillbaka, runt och
omkring. Men ingenstans hittar jag ändå ut.

Omringad och avskydd. Redan då. Spåren i sjä-
len, i kroppen som aldrig tycks läka helt. *Dig
kommer ingen åt, du är den som klarar allt. Den*

165

där "starka", den som inte ens finns egentligen.
Vem finns. Vem existerar och klarar allt.

Var stark lilla vän,
ingen annan finns dig att skydda.
Var stark lilla vän, dina tårar hatas av dem.
Var stark lilla vän, tysta ned allt som är du.

En stilla viskning ut i tystnaden: *ingen fågel på
himlen flyger ensam.*

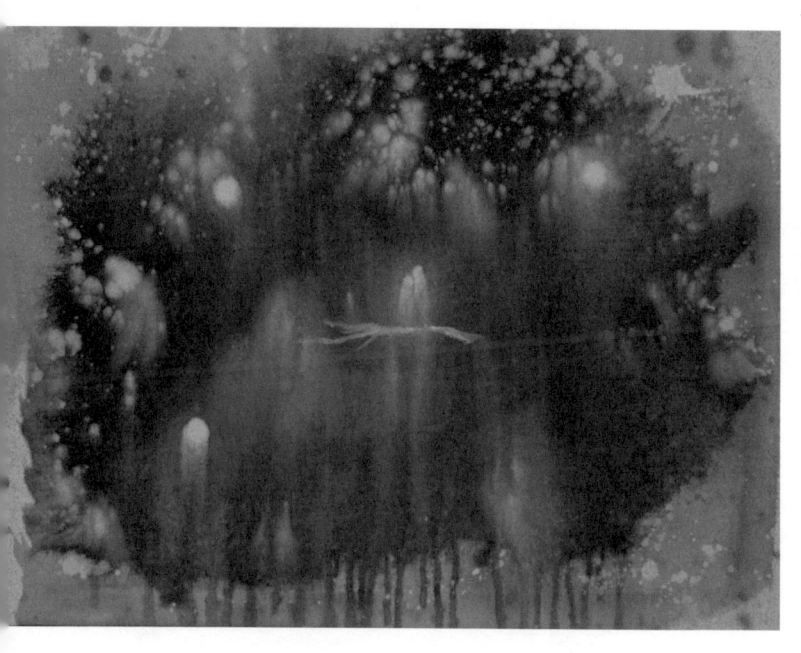

Den inre världen
Jenny Fredriksson

ett skört glas

Liv

ett skört glas
som lätt går i bitar

ångestattacken
splittrar allt

tusentals skärvor
som är omöjliga
att sätta ihop igen

inget lim biter
och skärvorna tappas bort

livets stig verkar aldrig ta slut
kvar finns bara mörker
som en tjock mörk dimma
som kväver allt och alla
ingen slipper undan

ångestspöket
jagar i natten
överfaller mig med mardrömmar
och minnen
från det som en gång var

det känns som om det var igår
som om det händer nu igen

och aldrig ska såren få läka
sårskorporna rivs upp
igen och igen

vad är det för mening
med att kämpa
när minnena
aldrig tar slut

Den allvarsamma leken

Fjärilsvingen

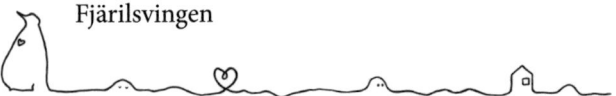

Ta hand om den lilla säger de. Men jag förstår inte hur. Det blir en frustration av alla ord vars betydelse är grötig och svårtolkad. Möt ditt inre barn skriker de i högtalaren. Men jag kan inte se mina egna händer, hur ska jag se hennes? Tåget rullar vidare, jag har lagt mer i min ryggsäck, den är tung nu. Sådär svår att lyfta från marken, men det går fortfarande. Jag blir trött snabbt, letar efter en plats att vila på men inser snart att vila inte är ett alternativ, för vila innebär högre röster. Uppmaningar. Jag vill tysta bruset som skär i mina öron, jag förstår ju inte: vad vill de ha av mig?

Leken är allvar, allvarsam är leken. Det där barnet de vill att jag möter, hon som bär på alla minnen och alla känslor som är för stora för hennes lilla kropp, ibland tror jag att jag hatar henne. Fast hon inte förtjänar det. Jag vet ju det. Men jag förstår inte ändå. Det gör allt så snurrigt.

Dissociation känns som att vila i tiden och samtidigt förlora all tid. Förvirrad men ibland tacksam. Hade jag levt utan det försvaret? Nej. Det är ett skal att fly till och krypa in i när omgivningens ord och handlingar gör ont. Som en sköldpadda. Fast allt som gör så ont sipprar genom skalet till slut, för någon gång

170

finns minnena där och nutid är dåtid i den där allvarsamma leken. Kanske var jag aldrig ett barn, inte sådär som en ska vara. Kanske är det därför jag inte förstår hur jag ska möta och ta hand om det barnet alla pratar om.

För säg mig: hur tar jag hand om något alla andra slitit sönder?

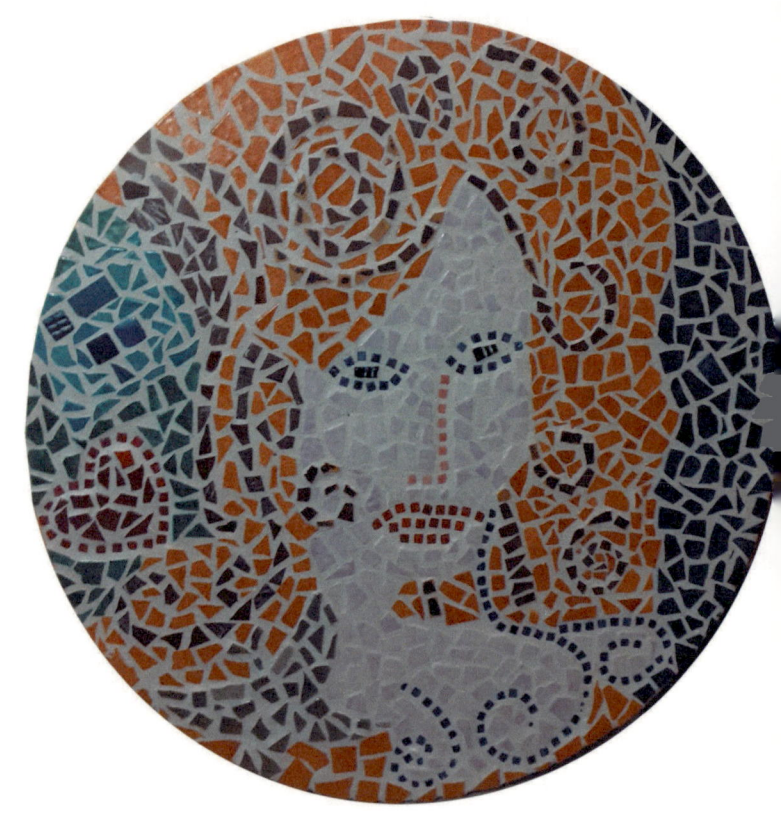

Delar av oss
Alice M.

Hel

Rebecka Persson

Det är märkliga tider i mitt huvud. Alla tidslinjer trasslar ihop sig, förs samman till en enda röra. Allt jag varit, alla åldrar jag burit. Får ansikten, ögon, röster. Alla barn som tittar, en skrikande tonåring. Jag snurrar, vrids, vänder tills jag inte vet vem eller var jag är. Sår är allt jag bär. Allt jag tror andra ska se. Jag vet inte om den jag visat inför dig i rädsla att synas egentligen är jag. Jag vet inte om ens jag själv tillåtits lära känna hela mig.

En resa genom tiden

Carolyn Pasalska

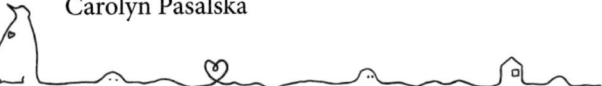

Jag försökte förklara för min psykolog hur det känns, att stirra framför sig och inte se något. Tala men inte känna något. Hur det känns att slumra till när man är vaken.

Jag sa till henne, det känns som att jag ser på ett fotografi, alltid och ständigt, allting är i två dimensioner. Jag sa till henne, jag försöker få stunden att bli levande, men allt jag har är stillbilder, och de är fler än jag kan pussla ihop. Jag sa allt det jag ville ha sagt, med de orden jag hade. Ord om vakuumet bakom mig som var så svart.

Jag sa till min familjehemspappa, det känns konstigt i mig och jag känner mig oavbrutet overklig. Jag sa till honom, det känns som att stirra sig i spegeln tills du ser en främling och blir rädd. Jag sa att hela världen har blivit min spegel, och jag har stirrat för länge på den. Det är läskigt, och komiskt, och jag drunknar i mina tankar. Min familjehemspappa kanske suckade, och la kanske huvudet lite på sned, men han sa i alla fall, du borde få hjälp med det. Tack.

Jag bodde hos min kompis mamma när hon sa till mig, kan du inte försöka leva vidare som folk förväntar sig? Jag sa till henne, nej, jag har ju visat dig det som finns där inne, och du vet lika

174

väl som jag att det inte går. Hon sa, du behöver hjälp. Jag frågade, vilken hjälp då? Du ser att det blir värre ju mer jag öppnar mig. Hon sa att hon såg, och att hon förstod, och jag tror faktiskt att hon gjorde det. Det var så stökigt i huvudet och så verkligt svart när jag blundade.

Hur får jag hjälp med det jag har? Vad är det ens jag har?

Min lärare sa att hon inte visste, och det gjorde mig inte ledsen för jag älskade henne. Hon kramade mig, och tog mitt huvud i sina händer. Log mot mig så gott hon kunde. Jag sa till henne, jag vill inte känna mig så här liten. Jag kunde se i hennes ögon att hon var rädd. Det var vi båda.

Intryckt i ett hörn sa jag till mig själv att jag vet. Jag vet att det finns flera delar av mig. Flera delar som bär på och vill olika saker. Kanske sa jag det lite annorlunda. Det var ingen som svarade. Men jag blev stum ändå. Hur ska man förklara att det finns väggar i ens huvud? Och minnen som inte tål varandra? Jag knackar på den riktiga världen utanför, lite försiktigt.

Tiden läker alla sår?

ek

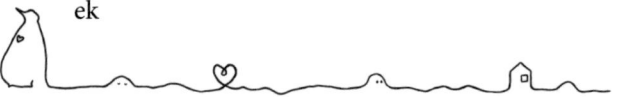

Texten skrevs och lämnades in på svenskan, under första året på gymnasiet. Den hade ett ganska destruktivt slut som la ansvaret på den utsatta. Jag tog bort det nu. Jag känner fortfarande så ibland, men inget blir bättre av att sprida och förstärka föreställningen om att det kan vara barnets ansvar att kunna reagera på "rätt" sätt. Jag visste ingenting alls om dissociation då, men nu ser jag att texten beskriver den uppdelning och avstängning som plötsligt sker för att överleva. Berättelsen innehåller sanning men texten var anpassad för att den skulle lämnas in. Förstår ändå inte hur jag kunde lämna in den. Det ledde inte till något alls egentligen. Ingen reagerade. Lärarens kommentar var bara "skickligt skrivet". Även eventuella känslor kring det blev nog ganska direkt avstängda. Jag kanske inte ens förstod att det var på riktigt. Hade nog svarat nej om någon frågat om det handlade om mig. Men jag vill ändå ge den här texten en chans till. Du/ni som läser den i en antologi om dissociation kanske kan ta hand om den.

Då mådde jag dåligt. Då gjorde det ont. Det var mer än fem år sen. Jag har förändrats sen dess men det gör fortfarande ont. En del personer säger att vissa saker aldrig förändras men det är fel. Allt förändras och alla förändras. Man kan inte göra något åt det. En annan sak som jag har funderat på är att tiden inte förändrar något utan att "något" förändras med tiden. För fem år sen var jag elva år och nu kan jag inte komma ihåg hur jag tänkte då.

Jag började skriva dagbok och det var nog tur det för annars skulle jag kanske ha blivit galen. Hela mitt liv var upp och ner. Jag sov inte men jag var inte riktigt vaken heller. Jag vet inte om någon märkte att jag led, men om det var någon som gjorde det, brydde de sig inte. Jag vet inte hur jag ska beskriva vad som hände för jag vet knappt själv. Idag skulle det inte hända. Det vet jag men jag vet inte varför det hände då.

Nu, nu, nu ska jag berätta...

Jag var alltså elva år och bodde med mamma och pappa i ett hus i ett litet samhälle i Värmland. Vi var en vanlig och lugn familj, tyckte jag. Jag vet inte hur det kunde bli så fel, men en dag när jag kom hem från skolan var min pappa hemma och han hade lagat mat åt mig. Jag sa hej till honom och sen gick jag in i mitt rum som vanligt. Han frågade om jag inte ville ha mat och jag sa att jag hade ätit i skolan. Då kom han in i mitt rum och frågade med arg röst om det var något fel på hans mat. Jag svarade bara nej och fortsatte packa upp ur väskan. Han blev helt galen, helt utan förvarning, och stormade ut i köket och hämtade stekpannan med stekt potatis och fiskpinnar i. Han knuffade ner mig på sängen och jag skrek till av rädsla men han gav sig inte. Han satte sitt knä över min bröstkorg och pressade ner mig mot sängen. Sen skrek han åt mig att öppna munnen och när jag inte gjorde det slog han till mig med stekspaden. Jag kunde inte andas och jag kunde inte skrika. Jag fäktade med armarna men det gjorde ingen nytta. När jag öppnade munnen i panik för att kunna andas, tryckte han in mat i munnen på mig. Jag kunde inte göra någonting, helt hjälplös låg jag där under hans tyngd. Han tog maten med sina bara händer och mosade in den i munnen på mig.

   – Svälj!

   – Svälj, din otacksamma unge!

   Jag kunde inte andas eller skrika och jag kunde inte se för jag hade klet i hela ansiktet så jag var tvungen att ha ögonen stängda. Jag hörde bara hans arga, galna, rivande, rytande röst och jag kände det allt hårdare trycket mot bröstet.

SVART! TYST!

Nästa sak jag kommer ihåg är badrummet. Nu efteråt förstår jag att han måste ha släpat in min avsvimmade kropp och bara lämnat mig där. Hur kan man göra så mot sin egen dotter? Jag vaknade i badkaret och försökte sätta mig upp men min kropp gjorde så ont. Mitt huvud värkte. Jag slöt ögonen och bilderna flög genom mitt huvud. Jag kom ihåg vad som hade hänt och jag förstod varför min kropp gjorde så ont. Jag låg där en lång stund och lyssnade efter ljud som kunde vittna om att han fanns där utanför någonstans, men det var helt tyst. Jag samlade mig och satte mig upp. Det snurrade för ögonen på mig men jag höll i mig och lyckades sitta kvar. Jag kravlade mig ur badkaret och landade på golvet med en duns. Jag tog mig kvidande för huvudet. Sen låg jag tyst en stund och lyssnade igen. Ingenting hördes så jag försökte ställa mig upp men benen bar mig inte. Jag blev illamående och hävde mig över badkarskanten och kräktes. Aldrig har jag mått så dåligt i hela mitt liv som jag gjorde då.

Efter en lång stund kröp jag på alla fyra in till vårt andra badrum och in i duschen. Jag satte mig lutad mot väggen och skruvade på vattnet. Iskallt var det och det var så skönt. Jag var kletig och kladdig över hela kroppen. Jag vet inte hur länge jag satt där men sen skruvade jag om vattnet till kokhett och satt där och lät det bränna mig. Jag njöt. När jag äntligen stängde av vattnet kunde jag resa mig upp med hjälp av toalettstolen. Jag fann mig själv stående framför badrumsspegeln men det var inte jag som stod på andra sidan och tittade tillbaka. Nej, det var en helt annan människa. Den människan känner jag nu. Det var mitt nya jag som stod där mitt emot mig i spegeln. Hon klädde på sig och gick ut i köket. Där såg allting ut som vanligt och där låg en lapp från min mamma:

Jag och pappa har åkt till moster Elsa. Vi kommer hem sent i kväll. Ring om det är något. Kram mamma

Hon, som inte var jag, gick till mitt rum och hittade rummet nästan ovanligt städat och snyggt. Sen gick hon till badrummet. En stank slog emot henne när hon steg in över tröskeln men hon tog fram skurmopp och började städa. Efter det hårda, jobbiga och plågsamma arbetet sprutade hon lite parfym i badrummet innan hon ramlade i säng och somnade innan hennes föräldrar kom hem. Hur kan en liten, elvaårig, nyss misshandlad flicka tänka så? Hur kunde jag komma på att jag skulle städa undan alla bevis och sen bara vara tyst?

Nästa dag verkade allt vara som vanligt, utom jag. Jag var ju inte jag. Jag var hon. Hon gick till skolan och hon lekte med mina kompisar. Jag gick bredvid och tittade på henne. Så var det länge men till slut lärde jag känna henne och nu lever vi tillsammans. Hon tröstar mig när jag inte orkar. Det är ganska ofta som jag inte orkar men det är ingen som undrar och om de gör det så orkar de väl inte bry sig.

Han har slagit mig flera gånger sen dess men jag bara stänger av och låter henne ta emot smällarna.

Tiden har inte läkt alla sår.

gråta utan tårar

Liv

att gråta utan tårar
finns jag kvar?

att darra inombords
ser du mig?

jag skakar
som ett asplöv
den stora kraftiga
muren
som jag har byggt
och gömmer mig bakom
den börjar spricka

men jag orkar inte
visa mig
orkar inte finnas
inte ens bakom muren

så jag sitter här
och gör mig osynlig
så att du inte vet
att jag finns

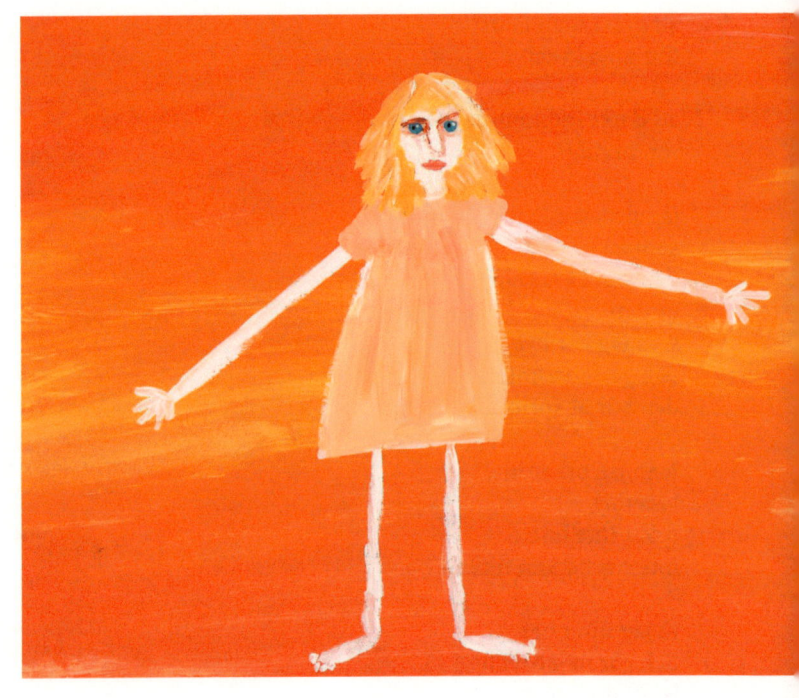

Spökbarn
Liv

spökbarn

Liv

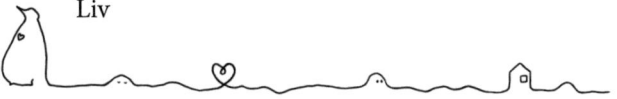

som ett spökbarn
står jag där
utmärglad
nästan genomskinlig
av brist på kärlek
omtanke
och trygghet
som ett spökbarn
som nästan inte finns
som ingen ser
eller vill se
jag finns knappt
kanske är det lika bra
att jag försvinner helt

spöket är jag

Liv

spöket
som bor i mig
kan ta över allt
min vilja
min själ
min ångest
mitt skal

kanske är det lika bra
för det är ändå inte mig
ni ser

det är någon annan

någon annans vilja
någon annans själ
någon annans ångest
någon annans skal

kanske är det lika bra
för spöket är en del av mig

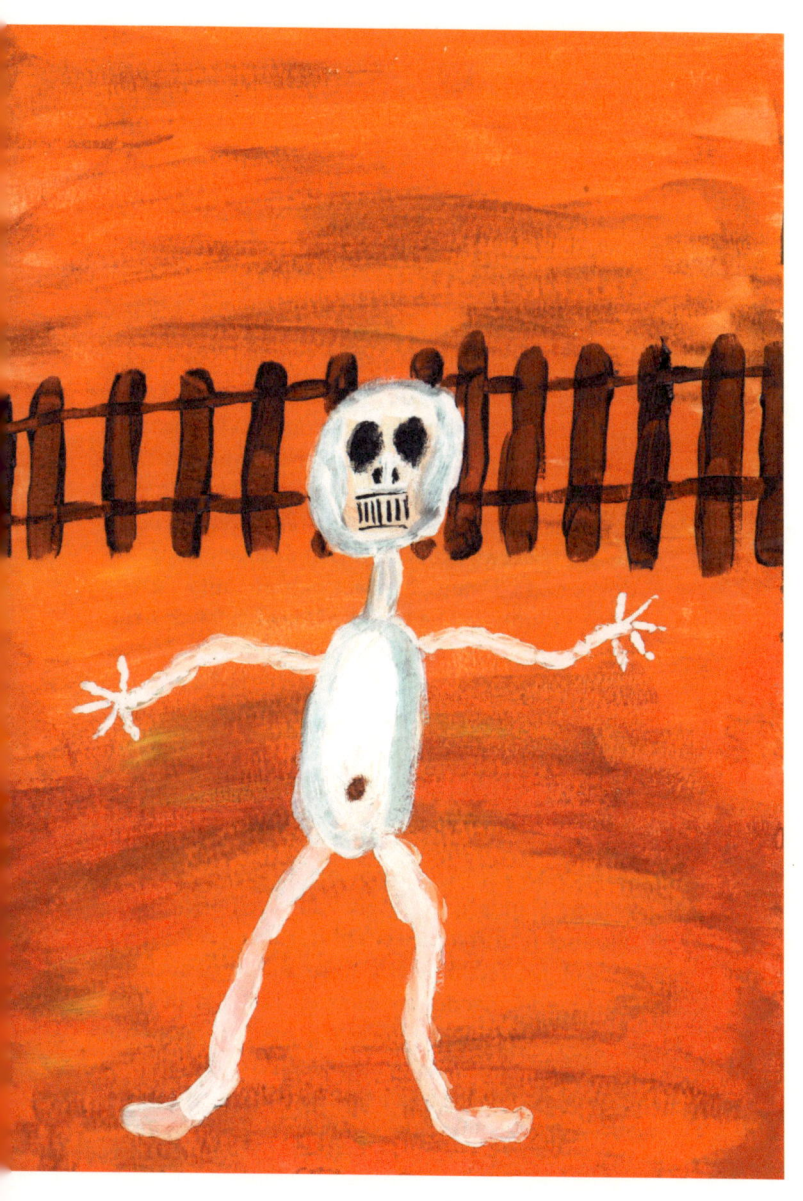

Spöket är jag
Liv

Crescendo

Nea Ruth

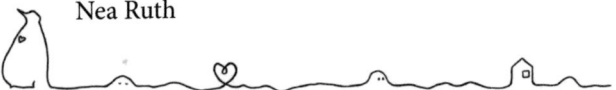

Fönstret står på glänt precis som jag visste att det skulle göra. Huset pyser lokalhistoria, jag önskar jag slapp slösa på den. Mjölksyran i armarna när jag häver mig upp påminner om hur det mest aktiva jag gjort senaste decenniet varit andnöd, tårar och helkroppskonvulsioner. Vi knakar, fönstret och jag, när jag får benen över kanten. Jag föser mig in, verkar riva upp jackan lite på vägen ner. Fibrerna faller sakta till golvet och blir del av teaterns ekosystem. Landningen lämnar dov smärta i vänstra knäet och en mild järnsmak i munnen. Det bultar när jag landar, är det migrän eller bara hjärtslagen som får träda fram i tystnaden? Lyckas inte riktigt återfå balansen och tumlar bakåt och får tag i en kista innan jag träffar golvet. Den är tung, i svart plywood och metall. Det klingar om den när jag träffar locket. Inte som metall mot metall, spänne mot spänne. Som glas mot glas. Kistan stabiliserade men ljudet raserade. Jag kryper ner på golvet, håller andan. Händerna blir grå när jag borstar av dammet från spännena. Vill inte se men måste, vet gör jag redan. Måste få se, måste få ha fel. Jag blundar när locket öppnas. Tar igen några bortglömda andetag. När jag öppnar ögonen möts jag av perfekt uppradade flaskor. De ligger på sidan, staplade lager på lager. Flera nyanser av billigast på systemet. Stänger kistan varsamt

186

och blåser lite i försök att jämna ut dammet. Har all rätt att vara här men lämnar helst inga spår. Vänder ryggen och hoppas på att få glömma.

Vyn är välbekant. Jag befinner mig längst bak på en teaterscen, precis bakom fonden. Fortsätter in längs scenkanten. En av få platser där man får befinna sig under fria vikter utan skyddsutrustning och utbildning, har jag hört någon säga. Känner tyngden över mig och minns gångerna jag önskat att de skulle falla. Undrar var jag befinner mig nu på den skalan. Fäster blicken på baksidan av kulissväggarna, undrar om framsidan är mer eller mindre avskalad. Huvudet fortsätter dunka. Platsen får mig att känna mig skör. Får impulsen att vira in mig i en av mattorna som står hoprullade i ett av de innersta hörnen, men nöjer mig med att vila kinden mot ett av sammetsdraperierna. Tar den ömhet jag får. Väntar tills andetagen lugnat sig, trycker draperiet mot ögat för att lindra det dunkande och försöker glömma var jag är. För varje hjärtslag glömmer jag aningen mer, huvudet blir snäppet grumligare. Tar några beslutsamma andetag innan jag låter draperiet hänga fritt. Fortsätter framåt. Tar scenutgången ner och ser ut över rad efter rad av tomma stolar. När dörren smäller igen tror jag mig höra applåder. Några enstaka, men läktaren står tom. Står still en stund, fryser fast. "Hallå?" En retorisk fråga mer än ett rop. Teatern står tom. Det är bara jag, och vålnaderna då. På samma sätt som jag när jag vaknade visste att fönstret skulle vara öppet, vet jag också att det bara är jag här. Bara jag. Ångrar att jag lämnade ömheten i kulisserna. Accepterar min inbillning.

Jag tar några steg mot mitten och ser ut över scenen. Kopian är perfekt. Kulissväggarna formar ett vardagsrum. Enkel grå tapet, minimalistiska vita möbler av slaget som ser ut som IKEA men kostar mer än min begagnade Volvo. Dekorationerna är sparsamma och sofistikerade, men allt känns lite ur tiden. Architectural Digest runt millennieskiftet. Det ser ut som att något ska firas, att allt stylats för en studentskiva eller släktmiddag. Som någon som sett det förr, dag efter dag, vet jag att rummet är ett symptom på en evig kamp för ytlig perfektion. Kärleken och närheten som så uppenbart är skenbar om man tittar från rätt vinkel. Det är ett vardagsrum som ger en bild av att den som väntar på bättre tider gjort ett grundläggande felsteg när hen inte blev del av detta.

I bokhyllan står en stor samling National Geographic, men för att hålla rummets färgskala är de vända med ryggarna inåt. Intill står studentfoton, diplom och någon enstaka idrottstrofé.

Det enda i rummet som inte är glansigt är soffan i vit mocka. Överdraget har bytts ut minst en gång om året sedan dess köp. Inte för att vi hade råd, men för att det behövdes för auran. De flesta hem jag besökt har känts på något sätt besjälade, detta har alltid varit dött. Leksaker, böcker, instrument och allt annat personligt blektes bort för att ge plats för en kurerad familjeenhet.

Jag klättrar snabbt upp över scenkanten innan jag hinner ångra mig, känner värmen från strålkastaren. Trots läget bakom draperierna är allt dammfritt. Mellan två soffkuddar sticker den enda imperfektionen fram: ett manusblad. Manusbladet innehåller några scenanvisningar, men replikerna är överstrukna. Eller, överstrukna stämmer inte riktigt. Oläsbara på ett sätt jag inte trodde var möjligt. Alfabetet stämmer, texten står på pappret, men det är som att jag glömt hur man läser. Svårkontrollerade andetag medan jag springer till bokhyllan och griper tag i en National Geographic. Omslaget är slarvigt ihopsatt. De grundläggande formerna är rätt, det är även titeln men resten är blankt. Innehållet är utsuddat och sidorna bländar mig men titeln, den kan jag läsa. Och scenanvisningarna med. Jag ställer försiktigt tillbaka tidningen och ser till att alla står exakt lika nära hyllkanten medan paniken växer. Jämför scenanvisningarna med replikerna på manusbladet och ser ingen olikhet men heller ingen likhet, blir svårare att tyda för att synfältet krymper och jag söker minnet efter en förklaring, något som nämnts på en föreläsning, nyhetssändning, självantändning och tappar faller svart och kallt och andas andas andas till slut normalt men ordet ekar i bakhuvudet. "Galen".

Kastar mig ner i sufflörens skrymsle, hoppas på manus som är mer rätt men oskriften ser likadan ut så jag kastar upp manuset ur sufflörsskrymslet, klättrar efter, svär över hur armarna vill vika sig. Jag håller upp manuset mot strålkastarljuset och hoppas på att se något mer men allt jag får är ljusfläckar bakom ögonlocken. Testar manuset blad efter blad mot ljuset och rädslan krymper mitt synfält, andetagen, järnet, dunk dunk Dunk.

Knarrande scengolv, mina steg trevar efter en stadigare grund att stå på och armarna fumlar, greppar, söker balans och det blixtrar och fräser bakom ögonen, strobe light över vardagsscen ett steg två tre framåt i försök att förankra men istället trampar luft, tumlar över scenkanten, tappar andan bränner knäet, släpar till närmsta sätet för att undersöka skadan men ljuset dimmas och föreställningen startar.

Kostymerna är perfekta. Struken krage, skinande manschettknappar. Han med de polerade skinnskorna kommer in från vänster och slår sig trött ner i soffan. Han drar fram en flaska bakom tidningssamlingen och häller i ett mörktonat vattenglas. Skruvar igen, gömmer åter. Rättar till porträttet närmast, så det är i linje med tidningsraden. Han ser till att hålla glaset svepnära.

Den svarta sammetsklänningen kommer in från höger, tygfibrerna riktade uppåt så de tunna hårstråna står rakt ut, så ljuset går vilse bland trådträden. Nattsvart. Stegen riktade mot honom.

Ett steg

   Två steg

      Han försöker svepa glaset men

         Tre steg

hon sträcker sig och greppar glas och skju-
ter fras efter fras efter fras tills ramarna på
familjefotona och diplomen skakar.

Och jag minns, fast inte riktigt
Ryggen är vänd men jag kan
känna blicken svartna när hon
för glaset till läpparna med
en våldsam elegans och glaset
höjs och jag blundar vill inte
se mer orkar inte se
[Kras]

mer

Glassplitter flyger över scenen och innan jag
hämtat andan greppat vad som händer under-
sökt skadan fryser jag fast, för jag hör publiken
mumla om vad de just sett, hör dem påminna
varandra om deras egen existens.

Men min existens då?

Väntar i ljudet av ridån som inte faller varför
faller den inte varför faller den inte jag klarar
inte en gång till och jag ser mig om och ingen
där och såklart ingen där men vem är det då
jag hör. Smärtan som ett glödgande järn genom
allt och vet att det är nu jag fullkomligt förlorar
förståndet och precis när jag ska resa mig och
springa spy vad som helst så

börjar skådespelet om

Vardagsrummet ser ut precis som det ska. Som
att något ska bryta ut. Detaljerna perfekta,
polerade kanter och sammet: nattsvart, matt-
svart, katt: svart. Otur och odjur och lent som en

191

norrländsk vinternatt. Sträcker mig och klappar glasskärvor, skapar nya fåror för ljuset att fångas i och denna gång är jag redo för kraset, håller ögonen öppna och innan glaset faller till golvet flimrar allt till, som vid dålig signal och jag ser inte annat än hur glaset faller och splittras och sköljer över scenen precis som mörkret från strålkastaren som åter slocknar. Rösterna i salongen höjs igen och blandar sig med mitt maniska skratt och känner ögon och röster men ser ingen och ridån faller inte och

Strålkastaren tänds och scenen börjar om och jag minns men jag minns inte.

Om jag kisar kan jag se tidslinjer som flätas samman streta isär och jag ser variationer av frisyrer kostymer decennier och om jag kisar höjs volymen, röster klara men för många, [kras] översköljs av glåpord och ursäkter och skrik och [kras] och förlåt och lagren blir för många medan nystanet [kras] faller [kras] isär [kras]. Håller för öronen blundar skriker för att dränka. Kikar genom ögonfransarna och det bara fortsätter och kan inte andas och rösterna tränger igenom. Skriker men inget händer, reser mig inget händer skriker inget händer. Jag snubblar, faller, hasar mot scen-ingången mot fönstret jag visste skulle stå på glänt som jag egentligen vet kommer vara stängt. Öppnar koffert efter koffert men hittar bara barnkläder i datummärkta i ziplockpåsar, som ett liv i en kostymdesigners filskåp och jag inser precis var jag behöver vara när

scenen
   börjar
      om.
Krymper när jag närmar mig kulissen, och
scenen fortsätter, snurrar allt snabbare och
skinnskor och glaset fylls och klackar, vassa ord,
kras. Splitter över scenen splitter i ögonen

Igen.

Skor, glas, klack, vassa kras och splitter

och igen

   Och igen

      Och igen och en vind en orkan och ett
skärsår efter skärsår efter skärsår efter skärsår
när glaset virvlar genom luften, lutar mig framåt
i sandstormen för att stegen ska göra någon
som helst skillnad. Borde inte kunna se med
glassplitter i ögonen. Känner hur allt blöder,
huden glöder vrålar tills jag står i skottlinjen.

Jag ser svärtan i hennes ögon och frenesin som
krävs för spåren. När glaset flyger genom luften
hör jag det tydligt.

                KLÄNNINGEN

    Hur fan vågar du?

Hon höjer glaset och siktar mot
kostymen

Genom glaset som rör sig mot mig kan jag se
hur det svarta går över till insiktens förskräck-
else. Glaset träffar och spricker och splittras
och äntligen tystnad när benen viker sig och jag
faller till golvet. Bakhuvudet mot scenen ekar
genom teatern. Luktar vin men smakar järn,
känns som järn, skruvjärn brännmärkt. Öppnar
ögonen och smärtan är borta. Inser att jag fallit
ihop istället för isär. Det är mörkt. Strålkastaren
är släckt. Scenen står tom. Känner mig om-
kring, inget splitter finns kvar. Inget fräser,
bränner, låter. En mild lukt av bränt damm från
strålkastaren. Stegar tillbaka till fönstren. När
jag klättrar upp på kistan för att ta mig ut klirrar
den inte längre som glas mot glas. Fönstret står
på glänt, precis som jag visste det skulle göra.
Häver mig upp och ut, svävar. Vänder mig om,
fönstret är stängt, precis som väntat. Vinkar till
den som blev kvar.

En trygg plats

Li Vide

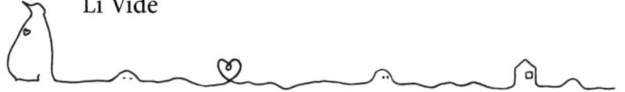

Hon står framför mig i sitt korta, rufsiga, bruna hår. Hon har på sig ett par blåa kortbyxor och en tröja med en elefant på. Jag ler mot henne.

Hon kittlar mig och ler sådär busigt för att visa att hon vill bli kittlad tillbaka. Jag kittlar henne och hon skrattar så hon nästan kiknar. Hon kittlar mig igen och tar sen sats ett par steg bakåt.

Barfota börjar hon springa i det gröna, fuktiga gräset och vänder sig om för att kolla att jag följer henne i stegen. Det är så himla roligt att bli jagad. Jag tar fart men är långtifrån så snabb som hon med sina små snabba fötter.

Jag kastar mig ner i det höga gräset och pustar ut. Hon klättrar kvickt upp i ett träd och går ut på en gren. Hade det inte varit för att jag vet att hon är så bra på att klättra i träd så hade jag nog blivit lite rädd, men det är jag inte nu. Gräset är mjukt och underlaget är snällt.

Hon svänger sig runt trädet och hänger upp och ner, hon ropar:

– Vad konstigt allt ser ut upp och ned!

Hon går över grenen och sätter sig i klykan.

– Här kan man också vila, säger hon.

Jag vilar i gräset med ett grässtrå i mungipan. Hon hoppar ner från trädet och kryper nära intill mig, jag snusar henne bakom örat. Och så vilar vi båda där en stund.

Det spelar ingen roll mer

Linnéa Regnlund

Det spelar ingen roll mer.
Jag vill kunna säga det
så att det landar rätt, blir hört, inte
som när de i slutenvården sa
att det bara är att lära sig leva med det.
Som om jag inte försökte, som om
det alls var möjligt då.

Det var inte det, men nu är det.
Nu är det på riktigt. Allt fick finnas i mig, alla,
jag blev hörd, trodd, hjälpt, fick anknyta, någon
fanns kvar.

Det la sig till ro. Det kan göra det, till slut.
Inte för att man ryter på stormarna
att de måste lugna sig,
inte för att man försöker låtsas att de inte finns,
som om något annat är problemet, jag
till exempel, min oförmåga att få pli på mig.

Man kan kanske inte uppfostra ett trauma,
men låta det storma medan man håller om det,
det kan gå att orka om någon håller en
om och om igen
tills allt är annorlunda.
Sen kanske man kan hålla sig själv.

Det spelar ingen roll mer,
allt som hände. Det är sant och
inte sant. Det har format så mycket,
men det är som att ärren bleknat till slut.
Jag orkar inte tänka på det mer,
måste inte, det skriker inte i mig, det
la sig till ro. Det är ett slags motstånd,
fast lugnt. Att låta det
försvinna bort. Kanske glömma.

Jag kan bära mig själv nu, jag
gör inte längre så ont i mig. Det är ok
att inte längre orka dra i något,
utvecklas, bli en bättre person, helare.

Det är svårt att förklara
hur allt är, hur allt blev, men
det räcker såhär. Jag räcker såhär.
Det stormar inte, det
får vara lugnt nu.

Jag måste inte. Jag får stanna här.
De försvinner bort. Jag får släppa taget, tänka
att det inte spelar någon roll längre. Även om
verkligheten är mer komplicerad egentligen, jag
får göra så, får
göra mig fri.

Om att ha en hund

Stina

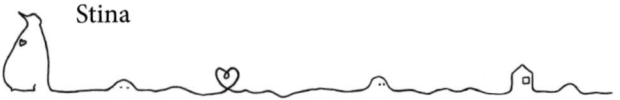

Det var en gång en flicka som bodde ute i sommarvinden, i det höga vajande gräset. Hon bodde mitt bland smörblommor, gullvivor och rödklöver. Flickan hade ingen mamma och ingen pappa, men en hund som var hennes bästa lekkamrat och vän. Han var några år äldre än flickan, och man vet inte riktigt vad det blir i hundår, men han älskade att leka och busa med henne.

Det kan tyckas vara en smula långtråkigt att leva utomhus i en övervuxen gräsmatta, men flickan och hunden hade inte långtråkigt alls. De gjorde spännande gångar mellan vildblommorna, tittade på fjärilar och insekter, plockade blommor och jagade humlor. Ibland råkade hunden springa lite för långt bort om han hittade en humla att skälla på, och då kände sig flickan alltid vansinnigt övergiven. Men han kom alltid tillbaka och slickade henne i ansiktet, när han såg att hon kände sig arg och ledsen.

Det fanns inte många andra barn på gräsmattan. Ibland kunde det hända att det kom förbi barn på vägen utanför, i sällskap med sina mammor och pappor. De vuxna kunde rynka på näsan, och säga saker som "Att de aldrig klipper, det ser så ovårdat ut". Flickan kikade på barnen och mammorna och papporna, och det hade hänt att hon och barnen lekte ihop. Då blev

198

hunden vild av glädje och skällde av iver och han sprang ikapp med barnen. Men sedan kom alltid någon vuxen och ropade "Nu är det dags att gå hem".

De talade om det där ibland, flickan och hunden. Om att ha en mamma och en pappa. "Nja", ansåg hunden. "Då är det nog lite bättre att ha en hund i alla fall." Han plirade mot flickan, och strök sig emot hennes arm. Hon tänkte att det hade han alldeles rätt i.

Det blåste aldrig kalla vindar på gräsmattan. Det var alltid sommar, så därför kom det aldrig snö eller slask. Men det hände ibland att det regnade, men bara lite. Då sprang hunden och hämtade regnkappa åt flickan, så att hon inte blev våt. När det var matdags, flickan visste inte när det var, men hunden kände alltid på sig, sprang han och hämtade mat. Sedan satt de tätt intill varandra och åt. Flickan kunde inte låta bli att busa och en gång kastade hon en prickig korv på hundens nos och skrattade, men han såg så ledsen ut att hon aldrig gjorde om det.

Ibland såg hunden att flickan var trött och gnällig. Då kröp han tätt intill henne och la sitt huvud i hennes knä. Snart sov de båda två. Många timmar senare när det blev kväll, sprang hunden och hämtade varma filtar de kunde vira in sig i. Han hämtade kvällschoklad och en sagobok han kunde läsa. Det tyckte flickan var roligast av allt. Hon sa alltid "läs den igen" så fort han hade läst klart boken. Det var både spännande och underligt, för varje gång hunden läste så blev sagan lite annorlunda. Ibland slutade den lyckligt, ibland var den läskig, ibland var den sövande. Kanske önskade flickan innerst inne att den skulle vara likadan varje gång, när hon satt tätt intill hunden, och följde med i bilderna på varje sida.

En kväll var flickan rysligt arg och inte bara lite vredgad, som hon ibland blev när hon blev lämnad ensam. Hon tog emot sin kopp choklad. Det var den stunden på dagen när solen gick ned och himlen övergick till rosa skymning. Sedan kastade hon chokladen rakt över hundens ansikte. "Jag vill inte ha din dumma gamla choklad. Jag vill ha en mamma och en pappa, precis som alla andra barn har" skrek hon. Sedan grep hon tag i sagoboken och slängde den allt hon kunde efter hunden, som skrämt rusade iväg och försvann, och flickan blev ensam kvar.

Man kunde kanske tro att berättelsen alltsedan dess kom att handla om en flicka som levde ensam på en oklippt gräsmatta utan vare sig mamma eller pappa, eller hund. Att hon lekte ensam om dagarna och sa till sig själv när det var dags att äta eller sova, men så var det inte. Det var en mycket förståndig hund. Efter en stund kom han tillbaka och slickade flickan beskedligt i ansiktet, och flickan var fortfarande rasande men hade ingenting mer att kasta.

De somnade tätt tillsammans under mjuka filtar, utan någon choklad. Det blev natt igen, som det alltid blir. Ingen av dem vaknade utan sov i lugn och ro fram tills det blev morgon.

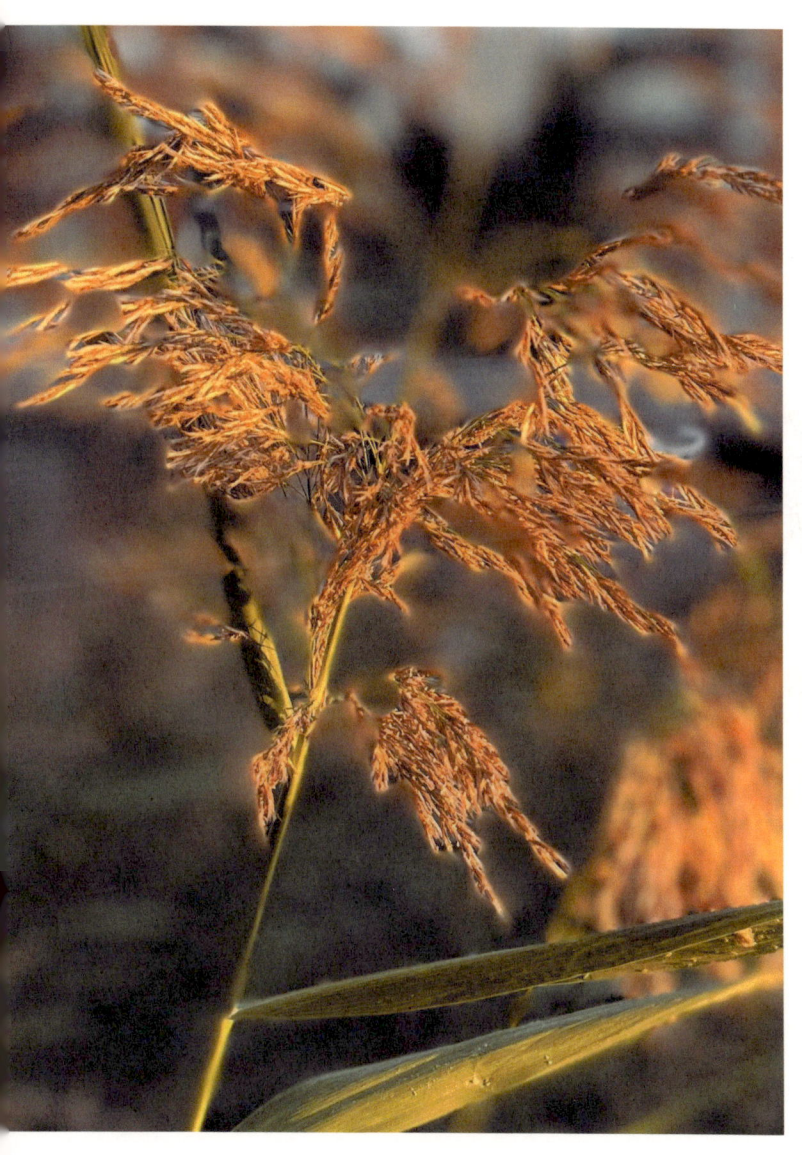

Det är annorlunda nu
Elina

Drömmen

Alla sju

I drömmen lyfter hon upp mig. Hennes skridskor skär isen, det där magiska ljudet då is möter skridskobeklädda fötters rörelser. Trots att hon nästan flyger fram, trots att vintersolen sticker mig i ögonen och det vita snölandskapet runt omkring oss gör mig nästan blind, så känner jag mig alldeles trygg. Vi glider över en väldig is, det är jag, Mina, Elina och Mian. Vid handen håller de varandra och tillsammans bär de oss som är för små. Ja, de kallar oss små, men egentligen är vi lika starka som de, bara yngre. Ovanför islandskapet ligger en stor vacker kyrka. Fastän jag inte kan se det så vet jag att den är fylld av människor, känner doften av blommor, tända ljus och förunderlig körmusik. Kanske hör jag den ända ner till oss på isen. Vi är samlade här, alla sju. Och fastän jag redan i drömmen vet om att det är just en dröm, så minns jag hur jag förstår att den här drömmen, den är både viktig och sann. Den är viktig för att den handlar om oss, inte om delar, utan om oss som helhet. Den är sann för just precis nu berättar min hjärna, i form av en dröm, att vi håller på att bli hela.

Då jag vaknar minns jag drömmen lika tydligt som om jag nyss var där på isen. Jag blundar och försöker återvända till drömmen men istället reser sig Mian upp ur sängen. Hon söker rätt på ett vackert musikstycke,

202

Clouds veil av Liam Lawton, och så säger hon till mig "Jag tror det kan ha varit det här de sjöng." "Vilka då?" frågar jag. "De i kyrkan", säger hon. "Kören i kyrkan som sjöng så högt så att vi kunde åka skridskor till deras sång." "Minns du också drömmen?" frågar jag Mian. "Javisst." Hon är tyst en stund, men sedan tillägger hon "Jag är inte ens säker på att det var en dröm." "Du bar mig", säger jag. "Vi bar alla varandra svarar Mian. "Vi bar alla varandra, det var så vi gjorde det", säger hon. "Det var så vi överlevde. Det är så vi kan fortsätta leva." Hon säger det med sin korta konstaterande ton. Som om det var något enkelt, självklart. "Leva, allihop," tänker jag. Musiken har tystnat och tomrummet väcker längtan efter den. "Spela musiken igen", ber jag. "Och berätta vad du såg? Berätta om kyrkan, om isen, snön och solen. Berätta om hur vi alla åkte tillsammans." Mian svarar inte. Men Elina trycker min hand och viskar till mig "Jag kan berätta om det för dig. Jag kan berätta så många gånger så att vi aldrig glömmer." "Ja, för det är nu det börjar", tänker jag. Nu börjar vi leva tillsammans. På riktigt. Och jag ska be Mina köpa skridskor.

Jag och min dissociation

Carolyn Pasalska

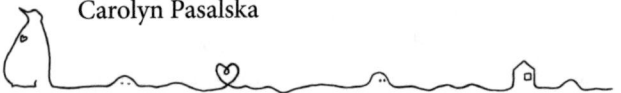

Jag misstänker att jag dissocierade för att jag inte ville bli helt förändrad av det som hände mig. Jag ville hålla fast vid den jag var innan och det innebär att jag värderade det som var jag. Min kropp valde att dissociera för att jag älskade mig själv. Jag tycker det är vackert.